Seul

Das Frauen-Nichtraucher-Buch

Shirley Seul

Das Frauen-Nichtraucher-Buch

Schön, stark und unabhängig
ohne Zigaretten

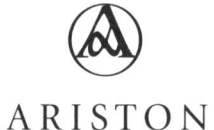

ARISTON

Die Deutsche Bibliothek – CIP-Einheitsaufnahme
Seul, Shirley:
Das Frauen-Nichtraucher-Buch : schön, stark und unabhängig ohne Zigaretten /
Shirley Seul. – Kreuzlingen ; München : Hugendubel, 2001
(Ariston)
ISBN 3-7205-2201-6

Umschlaggestaltung: Zembsch'Werkstatt, München
Produktion: Maximiliane Seidl
Satz: EDV-Fotosatz Huber/Verlagsservice G. Pfeifer, Germering
Druck und Bindung: Huber, Dießen
Printed in Germany

ISBN 3-7205-2201-6

Inhalt

Über die Autorin

Shirley Seul, geboren 1962 in München, lebt als freie Schriftstellerin am Ammersee. Sie beschäftigt sich seit vielen Jahren mit Tabu- und Grenzthemen der menschlichen Existenz. Neben Sachbüchern schreibt sie Romane und Erzählungen. 1999 wurde sie für den Glauser Krimipreis nominiert.

Die Autorin war selbst mit Leib und Seele Raucherin und hat sich mit viel Energie, mit Humor und Selbstironie aus der Abhängigkeit des Rauchens befreit. Dass die Phase des Abgewöhnens nicht nur Leiden und Verzicht, sondern vom ersten Tag an Befreiung und neu eroberte Lebensfreude bedeutet, zeigt sie mit psychologischem Feingefühl und erfrischendem Sprachwitz.

Warum überhaupt aufhören?

Blöde Frage? Von wegen! Denn die stellt sich jeder Raucher, jede Raucherin, spätestens dann, wenn das Verlangen nach einer Zigarette Körper, Geist und Seele überwältigt. Der Einfachheit halber schlage ich vor, wir einigen uns darauf, dass Zigaretten keinen günstigen Einfluss auf Gesundheit, allgemeines Wohlbefinden und den sonnigen Lebensabend haben.

Als ich Anfang zwanzig war, dachte ich: Mit 30 höre ich auf. Ende der 20 dämmerte mir, dass das nicht so einfach sein würde. Und dann wurde ich 30 und sprach einfach nicht mehr darüber. Gleichzeitig spross mein schlechtes Gewissen – und das war nicht auszumerzen. Mit Anfang 20 hatte ich beim Rauchen überhaupt kein schlechtes Gewissen gehabt. Je mehr, desto besser, schließlich verströmte ich mit den Zigaretten, die ich rauchte, das Bewusstsein meiner selbst – und das machte Spaß und war wahnsinnig wichtig und überhaupt gehörte ich jetzt endlich dazu, zu den Erwachsenen. Dass man dazu nie gehört, wusste ich damals nicht. Das änderte sich. Und auch meine Einstellung zum Rauchen. Das Bewusstsein, mir selbst etwas Krankmachendes zu verabreichen – und vor allem die Erkenntnis, es zum Teil gegen meinen Willen zu tun, begleitete mich von nun an. Ich versuchte, diese Bedenken zu ignorieren. Doch mit jedem Jahr, das ich mich den vierzig näherte (Jahre, nicht Zigaretten), gelang es mir weniger. Außerdem merkte ich deutlich, dass ich die Zigaretten nicht mehr so leicht wegsteckte. Wenn ich mehr rauchte, als ich es für gewöhnlich tat, vielleicht weil ich ausgegangen war, fühlte ich mich am nächsten Morgen beim Aufwachen schwer, ungelenk, grobglidrig und verspürte einen dumpfen Druck in der Brust. Ich konnte nicht frei durchatmen. Irgendwie fühlte sich meine Lunge besetzt an. So hatte ich mich früher nicht gefühlt. Ich dachte: Aha, du wirst älter, dein Körper tut sich schwer damit zu verkraften, dass du ihn behandelst wie eine

Moto-Cross-Piste, die es – nach jahrzehntelangem Anwohnerprotest und etlichen Prozessen – endlich und anständig zu teeren gilt. Am besten wäre es, gar nicht mehr zu rauchen. Oder zu reduzieren. Aber verdammt, ich könnte mir schon wieder eine anzünden ...

Wenn ich das jetzt nicht tue, hat das den simplen Grund, dass das Leben schön ist. Kann sein, wir werden alle wieder geboren und sollte sich dieses Leben in blauem Dunst auflösen, rauche ich im nächsten eben nicht. Aber wer gibt mir das schriftlich? Ich zünde mir keine Zigarette an, weil ich noch viele Frühlingstage erleben will. Weil ich das spannende Buch meines Lebens im Vollbesitz meiner Gesundheit auskosten möchte. Klar, es kann mir jederzeit der Himmel auf den Kopf fallen. Aber das ist dann Schicksal, und wenn ich mit einem Kopfverband im Krankenhaus aufwache, könnte ich ruhigen Gewissens behaupten: Ich kann doch auch nichts dafür, wenn gerade in dem Moment, wo ich um die Ecke biege, der Himmel auf meinen Kopf fällt. Wollte ich tiefer forschen, könnte ich mich natürlich fragen, warum ich just in dem Moment um die Ecke biegen musste, als der Himmel ...

Wenn ich im Krankenhaus lande, weil ich es nicht geschafft habe, aufzuhören zu rauchen, hätte ich das Gefühl, meine Krankheit maßgeblich verursacht zu haben. Selbst wenn die durch Rauchen bedingte Erkrankung zu meinem Schicksal gehörte.

Dieses bedrohliche Gefühl wurde im Lauf der Zeit stärker – und es gelang mir immer weniger, es beiseite zu schieben. Zudem: Ein durch das Rauchen bedingter Krankenhausaufenthalt wäre keine Lappalie. Nicht eben mal ein bisschen was wegschneiden und dann ist alles wieder gut, sondern das halbe Bein, die halbe Zunge, den ganzen Kehlkopf wegschneiden oder die eine Hälfte der Lunge – und mit einem halben Bein oder einer halben Lunge würde ich zum Beispiel nicht glücklich verliebt über blühende Wiesen laufen können. Und wenn es schon so weit wäre, dass mich meine Nikotinsucht krank gemacht hätte ... ob ich dann davon lassen könnte? Vielleicht würde ich erst recht weiterrauchen, schließlich wäre es dann sowieso egal.

Das alles dachte ich natürlich nicht ständig, ich dachte es nicht mal jeden Tag, aber ich dachte es immer öfter. Ich dachte es, wenn ich meine Freundin Tomma besuchte, die im vierten Stock ohne Lift lebt: Als Nichtraucherin brauchte ich jetzt nicht so zu schnaufen, als wohnte Tomma oben im Fernsehturm. Beim Joggen dachte ich: Als Nichtraucherin hätte mich die Walkerin eben nicht überholt. Zu Besuch bei Nichtrauchern fragte ich mich, warum denen nichts fehlte.

Wenn ich mit Nikotinfreien unterwegs war und wir ein steiles Stück Weg gingen, lauschte ich auf ihren Atem: Schnaufen die jetzt hörbar weniger als ich? Wenn ja, lag das natürlich am Rauchen. Wenn nicht, lag das daran, dass ich trotz des Rauchens Sport trieb. Kurzum: Dass ich wider bestes Wissen und Willens weiterrauchte, ließ sich nicht mehr leugnen. Ich rauchte trotzdem. Was sollte ich denn auch anderes tun? Ich hatte doch keine Wahl! Aufhören? Würde ich nie schaffen – davon war ich überzeugt. Egal, was ich in meinem Leben bereits alles geschafft hatte – das, das würde ich niemals schaffen. Also brauchte ich es erst gar nicht zu versuchen.

Zieh!

Eine Zigarette anzünden. Mit dem ersten Zug den Computer einschalten. Während er hochfährt, dem Rauch nachsehen. Ziehen. Zigarette im Aschenbecher ablegen. Passwort eingeben. Ziehen. Warten. Ziehen. Ein Dokument öffnen. Ziehen. Einen Titel vergeben ... ziehen, ziehen, ziehen.

Im Wilden Westen haben sie auch gezogen, und zwar Colts. Die Cowboys in der Kinowerbung ziehen nicht mehr. Keine Colts. Aber über das weite Land. Da möchten die, die gerne ziehen, mitziehen.

Ziehen. Ich ziehe an meinem Bleistift. Er ist zufälligerweise genauso lang wie eine Zigarette. Der Bleistift schmeckt nach Blei. Blei ist schädlich. Darüber will ich jetzt nicht auch noch nachdenken. Ich muss einen Titel vergeben für mein Dokument: NR wie Nichtrauchen.

Ich mache etwas völlig Verrücktes. Ich sitze am Computer, ohne zu rauchen. Eigentlich ein Wunder, dass der nicht abstürzt, könnte er doch gelernt haben, dass er von meinen Zigaretten gespeist wird. Ich rauche nicht. Wie benehme ich mich also – normal? Ist das der Normalzustand, etwas zu tun, ohne sich nebenbei zu vergiften? Und zwar mit Hochgenuss? Ich rauche gern! Ich vergifte mich gern!

Ich schreibe ein Buch. Neben mir brennt keine Zigarette. Es gibt Menschen, die vollbringen noch ganz andere Sachen, ohne zu rauchen. Es gibt Menschen, die haben nie geraucht, und es gibt Menschen, die verwandeln sich von Raucherinnen in Nichtraucherinnen. Manches Mal zur Entlastung der Umwelt und zu Lasten ihrer Familien und Freunde. Aber es soll auch anders gehen. Warum soll es beispielsweise nicht bei mir anders gehen. Okay, ich habe in der Schule eine Klasse wiederholt und bin bei der Führerscheinprüfung durchgefallen. Ich habe bei einigen Diäten versagt und anstatt einer Kugel Eis drei bis fünf gegessen. Ich bin völlig normal. Ich habe keinen solchen Willen, dass ich ohne Sauerstoff auf einen X-tausender steigen könnte (ich glaube, BergsteigerInnen rauchen ganz bestimmt nicht?) und schlafe nicht auf Nägeln oder in einem Wasserbett. Ich bin absolut normal. Ein Mensch wie Sie. Und ich rauche nicht mehr. Obwohl ich fast ein Vierteljahrhundert lang geraucht habe und mir niemals hätte vorstellen können, von den Zigaretten zu lassen. Deshalb habe ich es übrigens auch nie versucht – ich war mir sicher: Das schaffe ich nicht. Aber jetzt habe ich es geschafft. Immerhin schon bald ein Jahr. Ich weiß nicht, ob es eine Zeit gibt, nach der ich mich lungenreine Nichtraucherin nennen kann. Ich habe eine Freundin, die hat nach neun Jahren wieder angefangen. Und ich kenne eine Unmenge von Leuten, die Leute kennen, die nach einem, nach zwei, nach drei, vier, fünf etc. Jahren wieder anfingen. Aber das muss ja nicht so sein. Das ist doch das Schöne am Leben: Es ist jederzeit für Überraschungen gut. Eine davon wäre ich gerne für Sie: Indem ich Sie ein Stück begleite auf dem Weg weg vom blauen Dunst.

Sie bekommen hier keine Erfolgsgarantie. Sie werden keine wissenschaftlichen Erklärungen über Kohlenmonoxyd, Lungenfunktion und Bypässe finden. Auch keine soziologische Studie, überhaupt: keine

Statistik und erst recht keine Hypnose, Akupunktur oder psychologische Beratung. Ich weiß nicht, warum Sie rauchen oder geraucht haben. Ich kann Ihnen auch nicht sagen, ob Ihr Vater Sie hätte stillen sollen. Ich weiß ja nicht mal, ob Ihre Mutter das erlaubt hätte. Aber ich bin mir sicher, Sie werden vieles wieder erkennen – auch wenn Sie im Großen und Ganzen ein völlig anderes Leben führen als ich. Ob Sie nun Pizzabäckerin, Managerin, Bootsbauerin oder Bankkauffrau sind – derzeit sind Sie vor allem unterwegs vom Rauchen zum Nichtrauchen. Vorübergehend! Sie werden nicht den Rest Ihres Lebens damit zubringen, sich nach Zigaretten zu sehnen ... Aber Sie werden auch nie mehr dieses eklige Versagergefühl haben, wenn Sie rauchen ... obwohl das doch soooo ungesund und soooo teuer und soooo unappetitlich ist. Und dieses widerliche Gefühl im Mund – als hätte man einen Aschenbecher ausgeleckt. Und zwar freiwillig und mit dem allergrößten Genuss. Denn sonst hätte man es ja wohl bleiben lassen ... oder?

Der Tag Null

... oder der Tag des Neubeginns oder der Tag des beginnenden Elends oder der Tag des ersten Versuchs oder der Tag des neuen Lebens kann plötzlich und überraschend geschehen. Meistens kündigt er sich jedoch an. Manchmal jahrelang. Zuweilen mit einer Reihe vergeblicher Versuche, die Sie aber nicht als Scheitern, sondern als Bausteine auf dem Weg zur Freiheit betrachten sollten.

Der Tag Null kann in zweierlei Weise erlebt werden. Als Ja- oder als Nein-Tag. Wer den Tag Null als Tag des Neubeginns bezeichnet, stellt das Nichtrauchen unter das Motto: Ja. Ja zum Leben. Wer den Tag Null als Beginn des Elends betrachtet, gibt die Richtung NEIN vor, also: Jetzt ist alles vorbei. Ich lebe nicht mehr – ich verzichte nur noch.

Ich habe mir an meinem Tag Null nur eine einzige Frage gestellt: *Willst du leben?* Als Nichtraucherin neu geboren werden? Mir war klar, ich konnte es nur schaffen, wenn ich mir nichts verbieten würde. Wenn ich nicht denken würde: Ich darf nicht mehr. Sondern: Ich kann! Ich will! Daran habe ich mich nicht nur gehalten, sondern festgehalten. Konsequent. Mein Leben würde ohne die Einschränkung Rauchen intensiver sein. Ich habe in den ersten Stunden oder Tagen nicht intensiver geschmeckt, gerochen oder ein verdoppeltes Lungenvolumen genossen. Aber ich war festen Willens, den Menschen und Büchern, die mir davon vorschwärmten, Glauben zu schenken. Ich werde spürbar tiefer Luft holen können. Ich werde ausdauernd joggen können. Mein Teint wird erstrahlen. Ich werde Düfte riechen, »von deren Existenz du bisher keine Ahnung hattest«. Das Essen wird besser schmecken und ich werde ... zunehmen?

NEIN. Ich werde nicht zunehmen. Ich rauche nicht mehr. Aber deswegen nehme ich nicht zu. Zunehmen brauche ich ja »nur«, wenn ich das Gefühl habe, mir fehlt durch das Nichtrauchen etwas, das ich mit Essen kompensieren muss. Da ich aber davon ausgehe, dass mir nichts fehlt, wenn ich zu rauchen aufhöre, sondern ganz im Gegenteil: da ich Gesundheit, Wohlbefinden, Selbstbewusstsein und Lebensfreude hinzugewinne, brauche ich auch nicht zuzunehmen.

Mein erster Versuch

In Wirklichkeit habe ich es einmal versucht. Das hat mir gereicht – für die nächsten paar Jahre. Die meisten RaucherInnen, die ich kenne, haben mehrere Versuche hinter sich. Mein erster und vergeblicher begann mit einer schweren Grippe. Ich glaube, dies war die einzige Grippe meines Lebens als Raucherin, denn eine Erkältung hinderte mich nie daran zu rauchen, ganz im Gegenteil, ich rauchte fast noch mehr, da ich ja fortwährend probieren musste, ob »es« schon wieder schmeckte – untrügliches Zeichen dafür, dass ich mich auf dem Wege der Besserung befand. Ich hatte Fieber, so hoch, dass ich das Zeitgefühl verlor und nichts wollte außer schlafen. Und so verschlief ich drei Tage und stellte dann ungläubig staunend fest, dass ich nicht geraucht hatte. Seit vielleicht fünfzehn oder zwanzig Jahren hatte ich drei Tage ohne Nikotin erlebt. Ich, die sogar im Krankenhaus vor und nach der Operation geraucht hatte. Wie ein schick-

16

salhaftes Geschenk kam mir diese Grippe vor. War sie nicht eine fantastische Möglichkeit, EINFACH aufzuhören? Diese Chance sollte mir nicht entgehen! Heute weiß ich, dass mein Unternehmen zum Scheitern verurteilt war. Ich wollte nicht aufhören zu rauchen, ich wollte lediglich eine Chance wahrnehmen.

In meinem Arbeitszimmer lag weiterhin die Stange Zigaretten, die mir eine Freundin vom Flughafen mitgebracht hatte. Lag deutlich sichtbar im Regal. Eine niegelnagelneue Stange Zigaretten. Umhüllt von feinstem Cellophanpapier. Goldene Lettern. Ein goldener Streifen, der das feine Cellophanpapier geschmeidig öffnen und die Krönung entblößen würde: das Insektizid, ansprechend verpackt in kleinen Kartons – die konnte ich doch nicht wegwerfen! Oder weiterverschenken! Wer Geschenke verschenkt, hat einen schlechten Charakter. Also lag die Stange mit den handschmeichelnden Schächtelchen weiterhin in meinem Arbeitszimmer. Wenn ich sie manchmal bewusst wahrnahm, dachte ich wohl: Wer wirklich will, dem ist so was egal. Heute denke ich: Zigaretten zu rauchen bedeutet Nikotinsucht. Und Suchtverhalten hat seine eigenen Gesetze.

Einen Monat lang hielt ich es ohne Zigaretten aus. Ein scheußlicher Monat – obwohl ich eine Woche ans Meer fuhr –, denn ich ging den Nein-Weg. Ich erinnere mich kaum an den Urlaub. Das Frühstück auf der herrlichen Terrasse mit dem herrlichen Blick – ohne Zigarette ein mieser Tagesbeginn, der sich weiterschleppte von nicht gerauchter Zigarette zu nicht gerauchter Zigarette, bis der ganze Tag eine einzige Zigarette war, an der ich sehnsüchtig nuckelte, nein sog. Sie war dicker als ein fünffacher Hamburger, ich brachte sie kaum in den Mund, hätte dazu beinahe den Kiefer ausrenken müssen, ähnlich einer Schlange beim Verspeisen ihrer Beute. Kurz: Die Zigaretten, die ich nicht rauchte, verdarben mir den Urlaub. Ich bewunderte keinen einzigen Sonnenuntergang, obwohl ich aus zuverlässiger Quelle weiß, dass die Sonne jeden Abend in einem berauschenden Farbenspiel unterging – aber einen Sonnenuntergang am Meer ohne Zigarette musste ich mir nicht auch noch antun. Ich lenkte mich ab. Ich lenkte mich davon ab, im Vollbesitz meiner Sinne sein zu müssen. Daran war ich beileibe nicht gewöhnt. Eines Abends sah ich auf dem Weg zur Bar eine Zigarette auf dem Boden liegen. Weiß, neu, sauber. In einem Werbefilm hätte mich die Zigarette angegrinst: Nimm mich, Baby! Sie war wohl beim Aufreißen aus einer Packung gefallen. Nur mit äußerster Mühe unterdrückte ich den Impuls, mich nach dieser auf dem Trottoir liegenden Zigarette zu bücken – die mir selbstredend in jenem Augenblick wie ein Zeichen vorkam, ein Wink des Schicksals. Wenn ich mir schon keine Schachtel kaufte, wurde sie mir eben auf diesem Wege offeriert. Ich ging weiter. Schnell. Seit diesem Moment denke ich anders über Menschen, die sich in der Besatzungszeit nach Kippen bückten.

Ich hielt durch. Wenigstens im Urlaub. Und danach auch noch. Eine Woche. Aber dann heiratete mein bester Freund. Und alle waren so wahnsinnig gut drauf. Ich saß am Tisch und schaute ihnen beim Gutdrauf-Sein zu. Sie rauchten natürlich. Alle. Und ich schaute zu, wie sie den goldenen Faden an immer neuen Schachteln schwungvoll und graziös freilegten, schaute zu, wie sie das schöne, kalte, schlanke Gift zwischen ihre Finger und Lippen steckten, schaute zu, wie sich die Schadstoffe in Rauch verwandelten, beobachtete aufmerksam, was sie selbst gar nicht mitbekamen, da es ja mechanisch vonstatten ging, worum ich sie beneidete, sie, die durften, ich, die verzichtete ... verfolgte den Weg des Rauchs nicht weiter, stellte ihn mir nicht in den Mundhöhlen vor, wo er zwischen den Zahnreihen waberte und seinen teerigen Belag mit der heimtückischen Fürsorge eines Henkers sorgfältig niederrieseln ließ, stellte ihn mir nicht den Gaumen entlangstreichend vor, die Kehle hinunter, den Kehlkopf mit seinem bläulichen Schleier überziehend, den entsetzten Aufschrei der Lungenbläschen einfach und elegant hinwegfegend mit einer einzigen Bö ... nein – ich stellte mir das alles nicht vor, sondern stellte fest, dass ich diese Feier als Nichtraucherin nicht genießen konnte, ja mehr noch: mein ganzes Leben nicht genießen konnte und bat Tomma: Gib mir eine Zigarette.

Aber du rauchst doch nicht mehr! rief Tomma. Bildete ich es mir ein? Oder entdeckte ich ein triumphierendes Blitzen in ihrem Blick? Ein Blitzen, das gar nicht zu ihrer wirklich empörten Stimme passte.

Vergiss es, sagte ich – und vergaß es selbst für die nächsten paar Jahre, besser: versuchte, es zu vergessen.

Das Ende einer wunderbaren Freundschaft

Und dann hörte mein Freund Emil auf zu rauchen. Rauchte plötzlich nicht mehr, dieser VERRÄTER. Tat auch noch so, als würde ihm das nichts ausmachen. Aber verdammt, mir hatte es damals was ausgemacht. Hatte ich natürlich nicht zugegeben.

Ich erinnere mich an diesen Abend in einer griechischen Kneipe. Ich wusste gar nicht, was ich da sollte. Ich wusste in dieser Zeit nirgendwo, was ich dort sollte.

»Fehlt dir denn nichts?«, hatte Emil mich gefragt.

»Nein, gar nichts. Weißt du, das ist doch alles nur Einbildung«, hatte ich erwidert und fragte ihn nun: »Fehlt dir nichts?«

»Ach nein«, meinte er. Es gehe ihm so gut, dass er sich frage, warum er nicht schon früher auf die Idee gekommen sei, es einfach sein zu lassen. Schließlich würde dieser Quatsch ja eine Menge Geld kosten.

»Und warum hast du jetzt aufgehört?«, fragte ich.

»Wegen Beate. Die hat doch auch aufgehört.«

Symbiotischer Waschhandschuh, dachte ich. Nicht mal so was bringt er selbständig auf die Reihe.

Als ich Emil drei Wochen später bei einer Vernissage zufällig traf, schnorrte er mich um eine Zigarette an. Später wollte er noch eine. Das beruhigte mich dann doch. Heute stelle ich fest: Ich liebte meinen Freund Emil nicht genug.

Ab heute ... ich versuch's mal ...

Mein »Tag Null« überraschte mich beinahe selbst. Natürlich hatte ich mit dem Gedanken gespielt, das Rauchen aufzugeben. Gesagt hatte ich das niemandem. Sonst stünde ich als Versagerin da, wenn es mir nicht gelänge. Und außerdem – und das wog beträchtlich schwerer – konnte ich als Versagerin nicht mehr behaupten, dass ich gerne rauchte. Jeder, der von meinem gescheiterten Versuch wüsste, würde dann Zeuge dessen, dass ich etwas tat, was ich nicht wollte. Genauso gut könnte ich mich in aller Öffentlichkeit ohrfeigen und behaupten, das sei schön. Selbstredend würde ich Erklärungen finden, beispielsweise im Brustton der Überzeugung behaupten: Das fördert die Konzentration, das erinnert mich daran, welche Gnade das Geschenk des Lebens ist, das beugt Falten vor, das gehört für mich zur seelischen Hygiene, das ist eine laotische Meditationsübung der vierten Stufe und so weiter. Um zu verheimlichen, dass ich Sklavin eines weißen Röllchens war, müsste ich meinem Zwang im Verborgenen frönen. Ich müsste mich verstecken, um rauchen zu können. Da das Rauchen einige Nebeneffekte aufweist, müsste ich so oft am Tag Händewaschen und Zähneputzen, dass ich meine ohnehin karge Freizeit in einer Selbsthilfegruppe für Waschzwangbesessene zubringen müsste – nur noch peripher im Besitz von Zahnfleisch. Ich müsste, müsste, müsste – müsste allerhand tun, müsste das tun, was Süchtige eben so tun, um ihre Sucht zu verbergen – mit Vorliebe übrigens vor sich selbst.

Dies alles ahnend und vorwegnehmend, entschloss ich mich, nicht heimlich zu rauchen, sondern heimlich mit dem Rauchen aufzuhören. So wie man auch heimlich eine Diät macht. Da kann man ruhig mal mit den anderen nach der Spätvorstellung essen gehen, weiß ja niemand, dass man es eigentlich nicht wollte – kann sogar schlemmen, wenn schon, dann erst recht: für mich bitte auch Nachtisch: die große Portion und Sahne! – und man verliert nur das Gesicht vor sich selbst, womit es sich auf Dauer sehr kompliziert lebt.

Wenn ich es recht bedenke, begann die Prüfung, vor der ich mich nun befand, in dem Moment, als ich wieder zu rauchen begann. Irgendwann würde ich aufhören – das war im wahrsten Sinne des Wortes so sicher wie das Amen in der Kirche.

Ich rauche, also bin ich erwachsen

Meine erste Zigarette rauchte ich mit zwölf, weil es Sonntagnachmittag und grau und regnerisch und ätzend langweilig war und meine Freundin Moni meinte, wir müssten ein Abenteuer erleben. Mit ihr erlebte ich kein Abenteuer, dafür anschließend mit meiner Mutter. Richtig zu rauchen begann ich mit sechzehn. Da wurde es aber auch höchste Zeit. Mit dreizehn war ich noch brav gewesen und hatte nicht zu den schlimmen Mädchen gehört, die im Pausenhof hinter den Kastanien standen. Wo sie nicht zu sehen waren. Nur die Wölkchen um sie herum. Die Mädchen hinter den Kastanien überschritten das in diesem Alter normale Körpermaß um Haupteslänge. Meine Eltern hatten mir erzählt, wer früh zu rauchen beginne, würde nicht oder kaum weiterwachsen. Wenn ich die Raucherinnenclique betrachtete, konnte ich feststellen, was ich zu dieser Zeit häufig feststellte: Meine Eltern täuschten sich. Die, die hinter den Kastanien standen, berichteten auch von geplatzten Kondomen und Menstruationen, wofür sie das lüsterne Mitleid der Restklasse traf. Heute ahne ich, das waren oft erfundene Geschichten, aber damals war das natürlich todernst und der brave Rest war froh, nicht zu denen zu gehören, die wir auch ein bisschen beneideten.

Mit sechzehn macht man sich als normaler Teenager keine Gedanken über die Gesundheit und so verschwendete ich beim Rauchen lediglich Gedanken daran, wie ich am besten auf Lunge rauchen könnte. Auf Lunge, das musste sein. Dummerweise sah man das auch an der Art, wie man den Rauch ausblies. Entwich er meinem Mund als kraftloses Verpuffen, hatte ich nicht inhaliert und war eine picklige Versagerin mit Babyspeck, die überhaupt nicht und schon gar nirgends dazugehörte, eine »Pseudo« eben. Der ausgeatmete Rauch musste um jeden Preis die Dynamik und Energie der Inhalatorin demonstrieren. Gleichzeitig durfte diese seiner Konsistenz keinerlei Bedeutung zumessen à la: Schau mal, wie schön ich eben inhaliert habe! Es kam gerade darauf an, so zu tun, als sei das ganz normal. Eine meiner damaligen Freundinnen stellte zudem das Dogma auf, man müsse die Zigarette so halten wie ihre Tante Mikesch:

Du siehst gar nicht, sagte die Freundin, dass sie raucht, die Zigarette ist praktisch ihr sechster Finger. So viel zu den Idealen meiner Jugend.

Mit sechzehn gestattete mir der Gesetzgeber, dass ich sowohl rauchen als auch mit Jungs kopulieren dürfte, wenn ich auch weder das Wort kannte noch – ich dachte aber fast ununterbrochen darum herum. Endlich war der Gesetzgeber auf meiner Seite. Das genoss ich sehr, deutete bei meinen Eltern allerdings lediglich an, nunmehr im Besitz der Lizenz zum Rauchen zu sein. Hoffentlich bist du nicht so dumm, das zu tun, sagten sie, was mich darin bestärkte, dass sie keine, aber auch nicht die geringste Ahnung hatten, denn ich würde erstens nicht süchtig und zweitens wieder aufhören. Ich würde ja spätestens mit 30 aufhören, weil dann würde es wirklich ungesund in Verbindung mit der Pille, die ich demnächst zu nehmen beabsichtigte. Das gehörte ebenfalls dazu. Wozu eigentlich?

Unvergessen sind mir die späten Nachmittage und frühen Abende – ich musste pünktlich zu Hause sein –, an denen ich mit meiner Freundin Iris auf den Treppenstufen ihres trostlosen Wohnblocks saß, dessen Trostlosigkeit nur noch von der Trostlosigkeit seiner Aussicht übertroffen wurde, und eine nach der anderen ansteckte. Nach hartem und – ohne zu übertreiben – wochenlangem Training gelang es mir, die ersten drei bis fünf Züge zu inhalieren. Dann tat es weh. Verdammt weh. Wobei aber auch die ersten drei bis fünf Züge nicht auf den ersten hundert Plätzen meiner Liste »schöne Gefühle« aufgetaucht wären. Es fühlte sich an, als würde meine Lunge gleichzeitig verbrennen und geteert. Ich spürte eine Art Mandelentzündung und Flächenbrand in der Brust. Den Hustenreiz unterdrückte ich oftmals nur unter Aufbietung stärksten Willens. Verstohlen beobachtete ich Iris. Zählte ihre Lungenzüge. Die doofe Kuh wandte sich gerade beim Ausatmen mit einer Regelmäßigkeit ab, die mir verdächtig vorkam. Ich war unschlüssig, ob ich ihr dafür unlautere Gründe unterstellen durfte oder sie es vermeiden wollte, mir den Rauch ins Gesicht zu blasen. Denn wenn es etwas gab, was Iris nicht ausstehen

konnte – und dies zu verkünden wurde sie niemals müde –, dann war
es, Rauch ins Gesicht geblasen zu bekommen.

Wenn ich bemerkte, dass mir ein besonders schöner Lungenzug ge-
lingen würde, versuchte ich, Iris' Aufmerksamkeit zu ergattern, damit
sie sah, wie toll ich war. Ich räume ein: damit sie sah, wie pseudo sie
war – schließlich befanden wir uns in einem kritischen Alter. So verbrachte ich Stunden auf jenen trostlosen Treppenstufen und übte mit
John Player, den roten. Ich habe vergessen, wer die rauchte, aber es
muss wohl jemand gewesen sein, die oder den ich wahnsinnig toll
fand, sonst hätte meine Einstiegsmarke anders geheißen.

Von Schachtel zu Schachtel

... hangelte ich mich durch die Jahre. Was ich dabei gedacht habe –
nichts. Schlechtes Gewissen? Am Anfang nicht, denn es war doch
klar: Mit 30 höre ich auf. Ich war jung und mein Körper steckte das
weg. Ich merkte nicht mal, dass es was wegzustecken gab, über Gesundheit redet man im glücklichen Normalfall in jenem Alter nicht.
Das kommt alles später und das ist auch gut so, denn das gehört eben
zur Jugend wie jedes Alter seine Themen oder Nichtthemen hat.
Lungenzüge waren längst nicht mehr anstrengend, sondern ein
Muss. Zu rauchen ohne zu inhalieren wäre wesentlich unbefriedi-
gender gewesen als Sex ohne Orgasmus! Die Lungenzüge taten
längst nicht mehr weh, sondern verschafften mir dieses gute Gefühl
von Freiheit und wilden Pferden, von herrlichen Segeltörns und su-
pertollen Freundinnen und Freunden, von durchtanzten Nächten
und kulinarischen Exzessen, von sensationellen beruflichen Herausforderungen und den sinnlichsten und potentesten und überhaupt
umwerfend gebauten Liebhabern. Wer möchte darauf schon verzichten?

Als ich 29 war, wurde mir klar, dass das mit dem Aufhören so einfach nicht sein würde. Außerdem – die Pille nahm ich nicht mehr.
Also galt nicht mehr, was ich mir damals vorgenommen hatte: we-

gen der Pille das Rauchen zu lassen. Vom Rauchen allein war keine
Rede gewesen. Also konnte ich noch ein wenig weiterrauchen. Bis
40 vielleicht. Heutzutage ist eine Frau um die 40 praktisch so wie
früher eine um die 30. Mit 40 kann sie problemlos Kinder bekommen und das ist gar nicht ungewöhnlich; als bekannte Schauspielerin kann sie sich für das erste Kind noch länger Zeit lassen – schließlich ist die Lebenserwartung allgemein ungeheuerlich gestiegen, da
kann man sich das leisten. Außerdem war es jetzt gerade ungünstig,
das Rauchen aufzuhören. Eigentlich war es immer gerade dann extrem ungünstig, wenn es mir sehr lästig einfiel, es zu sollen. Ich hatte gerade so viel Arbeit. Oder ich war glücklich verliebt. Oder un-
glücklich. Oder es war gerade Winter, und was sollte man da schon
tun außer rauchen. Oder es war Sommer und im Sommer aufs Rauchen zu verzichten erschien unvorstellbar. Oder ich war im Urlaub
oder eben nicht im Urlaub oder ich wollte doch eigentlich abnehmen
oder oder oder. Und dann vergaß ich es wieder. Oder tat so. Aber
diese Stimme. Diese Stimme, die zuerst geflüstert hatte. Leise. Und
nur manchmal. Diese Stimme wurde lauter. Kam öfter. Viel zu oft,
sie zu überhören. Noch dazu gab sie sich als meine innere Stimme
aus.

Hey du, sagte die Stimme, das ist nicht gut, was du da machst.
Und wenn ich gerade sehr viel geraucht hatte, dann sagte ich: Ich
weiß. Aber wenn ich gerade rauchen musste, weil ich länger nicht
geraucht hatte, sagte ich zu der Stimme: Ja, ja. später. Ich versuchte
sie zu vertrösten, doch je öfter ich das tat, desto weniger gelang es
mir. Und eines Tages musste ich feststellen: Ich hatte Angst.

Zum Abgewöhnen!

Mein Tag Null fing um 12 Uhr mittags an. In den letzten Jahren hatte ich es oft geschafft, nicht vor 12 Uhr mittags zu rauchen. Um zu reduzieren. Als ich nach überstandener Grippe meine Freundin Tomma um eine Zigarette bat, um wieder aufgenommen zu werden in die Gemeinschaft der Raucherinnen und Raucher, hatte ich einige Abkommen mit mir selbst getroffen. So wenig wie möglich wollte ich rauchen. Auf jeden Fall unter zehn Zigaretten pro Tag. Mit sieben hätte ich mich glücklich gepriesen. Wäre das nicht paradiesisch! Ich würde rauchen – aber kontrolliert. Ich hätte den vollen Genuss – ohne jede Einschränkung. Wo hatte ich das nur gelesen, dass sieben so gut waren wie keine. So gut wie keine, das schreibt sich leicht und doch liegt zwischen keiner und sieben die ganze charakterliche Bandbreite des Menschseins. Ich erinnere mich nicht, wie lange ich mit sieben durchgehalten habe. Ich erinnere mich allerdings daran, dass mich das Einteilen des Rauchplans viel Zeit und Übung kostete. Wo »tat es am wenigsten weh«, Zigaretten einzusparen? Was würde geschehen, wenn Sonderfälle eintraten, die mich dazu nötigten, mehr zu rauchen? Wie würde ich mich verhalten, wenn ich abends ausging? Was sollte ich tun, wenn ich in Gesellschaft eines starken Rauchers, einer starken Raucherin war? Sollte ich prinzipielle Verbote aussprechen, um Zigaretten einsparen zu können wie etwa: Ich rauche nicht mehr im Auto, ich rauche nicht mehr am Computer, ich rauche nicht mehr beim Telefonieren, ich rauche nicht mehr im Wohnzimmer, ich rauche überhaupt nicht mehr im Haus, zum Rauchen gehe ich in den Garten.

Mit diesen Problemen war ich nicht allein. Jeden Raucher, jede Raucherin, die ich kannte, beschäftigten solche Gedanken. Egal, wen ich fragte: Sie wussten alle, was ich meinte.

Ich würde gerne ein Mikrofon vor solche Gedanken halten. Das Geflüsterte laut machen. Lautstärke ist eine hervorragende Hilfe, die Macht des Nikotins über das Leben zu entlarven. Sich nicht mehr einlullen zu lassen von weichgezeichneten Bildern, die uns während der Gehirnwäsche Werbung das kritische Denken wegschwemmen.

»Ich rauche nicht mehr beim Autofahren« heißt beispielsweise: Ich würde gerne beim Autofahren rauchen, aber ich verzichte darauf, denn ich weiß, so ist es besser. Ich bin stark und verzichte. Ich kann stolz auf mich sein, dass ich es schaffe. Vielleicht muss ich mir die eine oder andere Sondergenehmigung erteilen. Bei Stau zum Beispiel. Aber das sind nur Ausnahmen. Mein Auto ist ein Nichtraucherinnenauto, der Aschenbecher ist sauber wie neu, und wenn ich im Auto rauche, dann blase ich den Rauch zum Fenster hinaus, damit sich der Geruch nicht in den Polstern verfängt. Erst an meinem Zielort stecke ich mir eine Zigarette an. Sie wird mir besonders gut schmecken, weil ich während der Autofahrt nicht geraucht habe, und die Zigarette, die ich jetzt rauche, belohnt mich dafür, dass ich vorhin nicht geraucht habe. Und wenn ich ganz gut bin, zünde ich mir nicht gleich nach dem Aussteigen eine an, sondern zögere es hinaus, ich kann doch noch ein wenig warten, das macht es dann erst richtig schön, das ist wie nicht gleich in der ersten Nacht Sex zu haben, vielleicht nicht mal nach dem zweiten Rendezvous, was für ein Wahnsinn, was für ein Prickeln, was für eine Spannung und welche Leidenschaft, welches Begehren sich da aufbaut, wenn man nur ein wenig wartet, wartet – bis es nicht mehr auszuhalten ist. Und dann tief. Ganz tief. Tiefer. Inhalieren.

Ich sitze vor dem Computer und ich rauche nicht. Gelegentlich denke ich, wie das wäre: eine aus der Packung ziehen, anzünden, ziehen, blasen; dabei aus dem Fenster in den weiten Himmel schauen und nachdenken. Genussvoll nachdenken. Nie denkt es sich so genüsslich wie beim Ausatmen des Rauchs. Das Denken wird durch die Zigarette zum Ritual, eigentlich ist Denken nur dann schön, ohne Zigarette macht Denken keinen Spaß ..., dass ich dies denke – ohne zu rauchen – liegt zum einen am Thema des Buches – zum anderen aber – viel entscheidender – daran, dass ich jahrelang bei der Arbeit rauchte, und nicht wenig. Diese jahrelange Gewohnheit lagert tief. Und dort, wo sie lagert – bei mir im Keller –, hat sie sich mit anderen Dingen verbunden, die dort auch lagern. Ist chemische Verbindungen eingegangen, verschmolzen sogar. Es ist keine Sache von einer Stunde, diese Verbindungen zu lösen. Zuerst einmal müssen sie als solche erkannt, dann in ihren Einzelteilen identifiziert werden. Danach folgt die Trennung. Eines Tages ist der Keller aufgeräumt und entmüllt, und was dort lagert, ist bekannt und klar voneinander getrennt und nachzulesen auf der Inventarliste.

Manchmal fühle ich mich als Nichtraucherin so sicher, dass es mir schwer fällt, die Diktatur der Zigaretten nachzuvollziehen. Natürlich ist es mir früher niemals aufgefallen, dass ich mich erstens einer selbst gewählten Diktatur unterworfen hatte und zweitens darunter litt. Heute stelle ich fest: Eigentlich drehte sich mein Leben ums Rauchen. Entweder ich rauchte zu viel und hatte deshalb ein schlechtes Gewissen. Oder ich überlegte mir neue Tricks, wie ich es schaffen könnte, weniger zu rauchen, womit ich wahrscheinlich mehr Zeit verbrachte, als wenn ich durchgehend geraucht hätte. Was ist besser: Viel und mit gutem Gewissen zu rauchen oder wenig mit schlechtem Gewissen zu rauchen beziehungsweise beim Wenigrauchen dauernd an das Mehrrauchen zu denken? Nach dem Motto: Die mit Überzeugung und Lust gerauchte Zigarette ist unschädlich. Oder: Wenn man das tut, was man wirklich will und seine ganze Kraft dafür einsetzt, wird man gewinnen – so in der Art etwa. Entscheidend ist, wie man das Rauchen definiert. Zigarettenrauchen mit Selbstzerstörung gleichgesetzt würde heißen: Ich zerstöre mich selbst, aber ich tue es mit solcher Freude, Lust und Überzeugung, dass ich mich nicht selbst zerstöre.

Bei der Recherche für dieses Buch bin ich oft auf solche Paradoxe gestoßen. Ihrer gibt es so viele, wie Raucher und Raucherinnen – und zudem die jener, die sich am in Gold und Brokat gehüllten Elend bereichern. Sie alle möchten und wollen oder müssen verschleiern, dass es sich um eine Sucht handelt. Eine Sucht übrigens, die stärker als Alkoholsucht ist und in ihrer Macht mit der Heroinsucht verglichen wird. Allerdings sterben pro Jahr am Nikotin etwa 60-mal so viele Menschen wie am Heroin. So etwas war mir als Raucherin egal. Erstens glaube ich nicht an Zeitungen. Zweitens: Was hat das mit mir zu tun. Ich nehme schließlich kein Heroin und ich sehe auch nicht so aus wie die Patienten, die vor der Methadonpraxis neben meinem Lieblings-McDonalds herumlungern. Und drittens: Vielleicht ist es ja bei anderen so. Aber bei mir ist es ganz bestimmt nicht so. Denn ich könnte ja jederzeit mit dem Rauchen aufhören. Wenn ich wollte. Es ist meine freie Entscheidung. Aber ich will nun mal nicht aufhören. Wenn ich aufhören wollte, dann könnte ich es. Aber ich will es eben nicht. Weil es mir schmeckt. Weil es für mich zum Leben dazugehört. Weil ich mich über die Zigaretten definiere. Weil ich gerne rauche. Außerdem: Ich rauche doch gar nicht so viel. Andere rauchen viel mehr.

In diesem Zusammenhang fällt mir meine Jugendfreundin ein, mit der ich auf den trostlosen Stufen saß und rauchte. Im letzten Winter besuchte sie mich. Damals rauchte ich noch. Sie blieb nicht lange, doch ich schätze, zwei Drittel der Zeit unterhielten wir uns über das Rauchen. Iris' erster Satz, als sie mein Haus betreten hatte, war: Bei dir riecht es ja gar nicht nach Rauch. Das freute mich, ich musste allerdings gestehen, dass dies wohl an den Holzböden und nicht vorhandenen Vorhängen lag – nicht an mir. Iris erzählte ausführlich und nicht ohne Humor, wie widerlich sie das Rauchen finde. Sie hasse den Geruch und den Nikotinschleier. Sie sei erst kürzlich umgezogen und habe beschlossen, in ihrer schönen neuen Dachterrassenwohnung nicht mehr zu rauchen. Der Winter war hart. Die zwei Erkältungen habe sie sich bestimmt zugezogen, weil sie bei 20 Grad minus auf der Terrasse geraucht habe. Aber die Wohnung würde clean bleiben, das habe sie sich geschworen. Iris raucht auch nicht mehr an ihrem Arbeitsplatz. Sie hat nach jahrelangem Kampf endlich einen neuen Computer bekommen und der würde sonst so schnell dieses hässliche Nikotinocker annehmen. Zum Rauchen geht sie ins Freie. Jetzt hat Iris reduziert, wie sie mir schrieb. Sie ist sehr glücklich darüber und sieht darin die Früchte ihrer langen Vorbereitung. Sieben Stück raucht sie. Konsequent. Und manchmal sei ihr das schon direkt zu viel, gesteht sie mir am Telefon und es klingt kokett. Als ich ihr erzähle, dass ich gar nicht mehr rauche, freut sie sich. An ihrer Freude merke ich: So etwas kommt für sie nicht in Frage. »Bevor ich ganz aufhöre, lieber weniger rauchen und den ganzen Tag gierig sein, als sich nach einer Schachtel am Tag so Scheiße zu fühlen.«

Die wenigen Zigaretten, die sie raucht, berichtete sie mir außerdem, rauche sie jetzt mit außerordentlichem Genuss. Ich wusste sofort, was sie meinte. Das sind die besonderen Zigaretten. Die mit der Goldkante. Wenn man es hinkriegt, jede zu einer besonderen zu machen, hat man das Stadium der Glückseligkeit erreicht: es ist wie dauerhaft verliebt sein. Die Lösung! Dazu braucht es beispielsweise eine lange Autofahrt und dann doch nicht gleich eine anstecken, sondern warten. Die Zigarette, die am Ende dieses Wartetunnels stand, erschien mir als Synonym für Genuss total und ich tat nichts anderes, als sie zu rauchen. Mit allen Sinnen. Bewusst rauchen ... manchmal ist es eine Gnade, die eigene Vergangenheit vergessen zu können. Aber ich kann mich zu gut erinnern. Die erste nach einer langen Besprechung. Die erste nach der Radtour. Die erste nach dem Besuch auf der Krankenstation. Die erste nach dem Fliegen. Und jede erste war wie ein neues Leben, dass ich mir einhauchte.

Wenn ich heute eine solche Lust verspüre, mache ich mir bewusst, dass es hier etwas zu trennen gilt, was zu lange im Keller lag und eine schädliche Verbindung eingegangen ist. Ich muss das Gefühl der Belohnung und der Entspannung trennen von der Tätigkeit des Rauchens, sprich der Nikotinzufuhr. Dazu hilft es, mir klarzumachen, dass diese »ersten« Zigaretten so wunderbar waren, weil sie mein Problem lösten: meine Entzugssymptome, die sich unmittelbar nach dem Inhalieren in Luft auflösten. Sobald ich dies begriffen habe – und ich muss es immer wieder aufs Neue begreifen –, verwandelt sich die Lust in ein Kopfschütteln – immer öfter: ungläubig lächelnd. Ich hatte es damals nicht durchgehalten, meinen Zigarettenkonsum einzuschränken. Geblieben war die Gewohnheit, nicht vor 12 Uhr mittags zu rauchen. Als ich damals »sparen« wollte, musste ich eine

Strategie entwickeln, um den Genuss hinauszuzögern, mich so weit
in der Askese üben, dass es eine wohlige Freude war, mich den ganzen verdammt langen Vormittag auf ein Ziel zu freuen: 12 Uhr, zuerst einen Kaffee und dann eine rauchen und noch eine und dann
nichts mehr bis nach dem Abendessen, damit ich die restlichen fünf
aufgespart hatte für die Abendstunden, in denen ich sie am nötigsten
hatte. ... Quatsch: in denen es mir den höchsten Genuss bereitete zu
rauchen. Diese Folter habe ich zirka ein halbes Jahr lang mehr oder
weniger durchgehalten. Dann kam ein Ausrutscher und dann noch
einer und dann gab es so viel Stress, dass die Ausrutscher zur Regel
wurden. Vor 12 Uhr mittags passierten sie allerdings selten, sodass
Rauchen am Vormittag irgendwann aus meinem Programm fast ge-
strichen war. Die Erste gegen Mittag war immer ein Highlight mit
einer besonders schön polierten Goldkante, wie es sich eben für eine
anständige Erste gehört.

Mein Tag Null

An meinem Tage Null verspürte ich überhaupt keine Vorfreude auf
high noon. Ich hatte am Abend davor zu viel geraucht. Viel zu viel.
Dabei war ich nicht mal aus gewesen, ich hatte telefoniert. Und eigentlich hatte ich auch tagsüber so viel geraucht und am Abend davor und überhaupt – ich fühlte mich schwer. Ich fühlte mich vergiftet. Ich hatte keine Lust weiterzurauchen. Das gibt's doch nicht!
Doch! Eigentlich habe ich keine Lust. Und so wurde es zwölf und
halb eins und eins. Soll ich es jetzt tun?, fragte ich mich. Soll ich es
jetzt versuchen?, verbesserte ich. Ich hatte es noch nie ernsthaft und
sozusagen aus freien Stücken versucht. Die Grippe damals zählte
nicht zu den freien Stücken. Soll ich? Verlockend daran erschien mir
die Spontanität. Ich hatte Bedenken, einen Termin in der Zukunft zu
bestimmen, womöglich den ersten Januar. Einmal abgesehen davon,
dass ich dann eine unanständig lange »Gnaden«frist hätte ... so würde jeder Tag der Frist den Tag Null beschweren, bis die Null so voll
wäre, dass sie untergehen müsste. Meine Schwester Hanni hatte

am 1. Januar aufgehört. »Das mache ich nur, weil ich so schwach im Rechnen bin«, hatte sie behauptet. »Wenn ich am 1. Januar 2000 aufhöre, weiß ich immer sofort, wie lange ich schon nicht mehr rauche.« Ich selbst halte mich im Rechnen auch für keine Leuchte, aber so weit wäre ich nicht gegangen.

Es wurde halb zwei und ich lebte noch immer. Und jede Minute, die verstrich, stärkte mich: jetzt. Heute. Warum nicht heute! Es war ein guter Zeitpunkt. Der Frühling stand bevor, ich hatte erträglichen Stress – und ich war allein, weil der, den ich liebe, auf Tournee war.

Zwei Uhr. Es ging noch immer. Ging überraschend gut. Manchmal musste ich einen Satz zwei- oder dreimal lesen. Fühlte mich ein wenig unkonzentriert und gähnte viel. Müde war ich. Wahrscheinlich weil ich mich nicht permanent aufputschte? Dass Nikotin, dem die meisten Raucherinnen und Raucher eine beruhigende Wirkung zuschreiben, aufputscht, hatte ich kürzlich in einer Radiosendung gehört.

Meine Mitarbeiterin rauchte. Ich schaute den Aschenbecher an. Widerlicher Anblick. Wir stellten den Aschenbecher stets in die Mitte des Tisches. Wir teilten uns einen – ein stillschweigendes Abkommen, so als würde ein einziger Aschenbecher die Angelegenheit bagatellisieren. Wir wussten mit dieser Methode nie, wie viel jede von uns geraucht hatte – und das kam uns beiden entgegen. Widerlicher Anblick, dieser Aschenbecher. Als meine Mitarbeiterin das Zimmer verließ, schnupperte ich daran. Roch wie eine Aschentonne. So wollte ich nicht riechen! Ob ich wohl so roch? Ohne es selbst zu riechen? Vor vielen Jahren war ich mal verliebt gewesen und hatte mich entliebt, weil er so roch. Wir arbeiteten zusammen an einem Projekt. Wenn ich seine Nähe spürte, kribbelte mein ganzer Körper. Und ich wusste, ihm erging es nicht anders. Eine Gelegenheit zu irgendetwas hatte sich noch nicht ergeben, wir waren selten allein – und vielleicht genossen wir diese Spannung auch – wie die Vorfreude auf die erste Zigarette des Tages. Eincs Morgens kam er schwungvoll in den Konferenzsaal. Es war neun Uhr. Um ihn herum fauchte eine ockergelbe Wolke. Der Geruch war so übel, dass ich zurückschreckte. Kann sein, er hatte eben erst eine Zigarette ausgedrückt oder nichts gefrühstückt. Nie wieder habe ich den Geruch von Nikotin oder Zigaretten abstoßender empfunden. Meine Verliebtheit war sofort erloschen. Es blieb die zuweilen bange Frage, ob ich auch so roch – immer oder von Zeit zu Zeit. Schreckliche Vorstellung. Dennoch hielt sie mich jahrelang nicht davon ab, alles zu unternehmen, um genauso zu riechen.

Auf meinem Schreibtisch lag noch eine Schachtel Zigaretten. Meine letzte Schachtel. Zwei Stück. Zwei weiße Röllchen. Normalerweise würde ich demnächst zum Automaten gehen und ein neues Päckchen ziehen. Zu Hause hatte ich auch kein angebrochenes Päckchen mehr. Mein Onkel fiel mir ein. Ich war sechzehn, also in meiner roten John Player Phase, und fand meinen Onkel wahnsinnig toll, weil er es gestattete, dass ich bei ihm rauchte. Er rauchte auch. Nicht ohne Stolz zog ich mein Päckchen aus der Jackentasche.

»Ist das dein einziges?«, fragte mein Onkel.

Ich nickte.

»Dann bist du zum Glück noch keine richtige Raucherin«, sagte er.

»Was meinst du damit?«

»Ein richtiger Raucher hat immer mehrere Päckchen um sich. Eins in der Wohnung, eines im Auto, eins am Arbeitsplatz.«

»Aber das ist doch idiotisch«, widersprach ich. »Die werden dann doch alt und trocken.«

Mein Onkel lächelte.

Dies waren wirklich meine letzten beiden Zigaretten! Ich dachte an die Stange, die mir damals bei meinem halbherzigen Aufhörversuch den Rückfall erleichtert hatte. Wahrscheinlich lag eines der Geheimnisse des glücklichen Aufhörens darin, dass man auf keinen Fall Zigaretten bei sich haben durfte. Man musste sich selbst behandeln wie eine, der man nicht über den Weg traut. Entsetzlich. Aber auch logisch. Was Sucht mit Menschen macht, dass sie regelrecht entmenscht, war mir bekannt. Es erschien mir dennoch unvorstellbar, keine Zigaretten bei mir zu haben. Ich hatte immer welche bei mir. Gingen sie zur Neige, wurde ich nervös beziehungsweise trachtete danach, mir sofort welche zu besorgen. Bei meinem letzten Umzug hatte mich nicht nur Aussicht, Lage, Miete meines Hauses interessiert, sondern auch, ob sich in der Nähe ein Zigarettenautomat befindet. Das hatte ich natürlich nicht im Maklergespräch eruiert, doch als ich das Haus besichtigt hatte und beim Heimfahren an einem Automaten vorbeifuhr, war das ein gutes Gefühl, versorgt zu sein in meiner neuen Heimat. In Wirklichkeit bin ich niemals zu diesem Zigarettenautomaten gegangen. Ich habe niemals nachts das Haus verlassen, um Zigaretten zu kaufen, bin auch zu keiner Tankstelle gefahren. Als umsichtige Zeitgenossin habe ich stets auf normalen Wegen und zu Ladenöffnungszeiten Engpässen vorgebeugt. Dabei war mir ein großzügiger Spielraum außerordentlich wichtig. Selten musste ich Zigaretten sparen, um über die Runden zu kommen. Allein die Vorstellung, die Zigaretten könnten zur Neige gehen, beunruhigte mich hochgradig. Daher ließ ich es erst gar nicht so weit kommen. Das gehörte zu den Tabus und Flüsterstimmen und überhaupt wollte ich damit nichts zu tun haben, sondern genügend Zigaretten und basta.

Genauso undenkbar wie ohne Zigaretten zu sein war es, diese zwei Zigaretten fortzuwerfen. Was sollte ich mit ihnen tun? Sie rauchen? Wenn ich sie jetzt rauchte, dann wäre der heutige Tag als mein Tag Null vorüber. Wenn ich anfangen würde mit dem Nichtrauchen, das war mir klar, dann nicht am Nachmittag, sondern eben ordentlich, von Beginn eines Tages an, was für mich auch den Vorteil hatte, dass ich nun schon mehr als zwölf Stunden »nüchtern« war. Am liebsten wäre es mir gewesen, diese zwei Dinger wären implodiert. Die Rettung erschien in Gestalt einer Bekannten: Susanne.

»Hat mal eine von euch eine Zigarette für mich?«

In dem Bestreben, ihr aus meiner Schachtel zu offerieren, riss ich fast die Lampe aus der Wand. Ich musste schneller sein als meine Mitarbeiterin. Susanne musterte mich leicht irritiert. »Alles in Ordnung bei dir?«

Ich nickte und reichte ihr das Feuerzeug.

»Ich habe sowieso keine Zigarette mehr«, meldete sich meine Mitarbeiterin.

»Möchtest du?«, hielt ich ihr die Schachtel hin.

»Nein danke.«

Das irritierte mich nun wiederum. Später würde sie schon noch zugreifen, da war ich mir sicher.

Susanne inhalierte gierig und erzählte aufgeregt, dass sie die Aufnahmeprüfung für eine Managerschool bei Paris bestanden habe. Warum raucht sie dabei, fragte ich mich. Was hat das damit zu tun? Was hat das mit ihrer Freude zu tun? Susanne hatte schon mal einen Nichtraucherkurs belegt. Sehr teuer zwar, aber mit Geldzurückgarantie, wenn man innerhalb von drei Monaten rückfällig wurde. Als sie mir das erzählte, konnte ich mir nicht vorstellen, wie sich so was rentieren sollte. Mittlerweile kann ich es, denn nach drei Monaten ist die Sache nicht ausgestanden. Susanne also freute sich und das feierte sie. Sie ließ ihren ganzen Körper an ihrer großen Freude teilhaben, indem sie recht tief inhalierte und die Lungenbläschen wie Champagnerperlen sprudeln ließ. Ob manche gar vor Freude platzten?

Meine Mitarbeiterin wollte meine letzte Zigarette auch später nicht. So musste ich sie mitnehmen. Denn wie gesagt: Wegwerfen brachte ich nicht übers Herz.

An diesem Nachmittag hatte ich einen Friseurtermin. Ich fand es immer sehr schön, beim Friseur zu rauchen. Der Kaffee, den man dort serviert bekommt, schmeckt besonders gut, das Ambiente ist auf sich wohl fühlen und relaxen ausgerichtet. Allerdings dauert die Prozedur in diesem Geschäft besonders lange. Aber das macht ja nichts, wie gesagt, Rauchen ist erlaubt. Zuerst einmal hatte ich allerdings Hunger. Sehr großen Hunger. Viel zu großen Hunger, wie mir dünkte. Da wenig Zeit bis zu meinem Termin verblieb, steuerte ich meinen bereits erwähnten Lieblings-McDonalds an. Seit einigen Jahren haben sich fast alle Filialen in Nichtraucherrestaurants verwandelt. In dieser meiner Lieblingsfiliale gibt es – wenn auch nur an einer Theke – eine Raucherzone, wohin ich mich nach dem Essen zum Kaffee gerne zurückzog. Doch zuerst einmal: essen. Am liebsten hätte ich die ganze Speisekarte bestellt, sogar solche Kartoninhalte, auf die mir nachweisbar speiübel wurde. Erneut mahnte ich mich zur Vorsicht und bestellte, was ich auch bestellt hätte, wenn ich danach zum Kaffee an der Rauchertheke Platz genommen hätte. Ob ich es überhaupt wagen konnte, nach dem Essen einen Kaffee zu trinken? War der Kaffeegenuss nicht unabdingbar und schicksalhaft mit einer Zigarette verknüpft? Ich wagte es. Bloß keine einschneidenden Änderungen! Alles wie immer, also: Kaffee und Schokoeis. Fühlte mich danach schön warm und behaglich. Brauchte keine Zigarette. Hatte sie aber noch immer in der Tasche, diese eine, meine letzte. Sollte das wirklich wahr sein? Diese eine, meine letzte? Direkt neben dem McDonalds befindet sich eine Apotheke. Ich verlangte ein Päckchen Nikotinkaugummis. Nur zur Vorsorge. Groß oder klein?, fragte die Apothekenfachverkäuferin. Klein, sagte ich. An Nikotinkaugummis hatte ich mittags schon gedacht. Ich wollte sie jedoch nicht in meiner Stammapotheke kaufen. So ein Einkauf sagte doch eine Menge über mich aus. Ohne Probleme konnte ich Kondome kaufen. Ich konnte eigentlich fast alles in der Apotheke kaufen. Vielleicht keinen Schwangerschaftstest. Dies erschien mir ähnlich intim wie die Nikotinkaugummis. Ich gäbe damit preis, dass ich Nikotinabhängige war und eine Ersatzdroge brauchte, ungefähr so wie jenes Klientel vor der Methadonpraxis neben meinem McDonalds.

Auf dem Tresen in der Apotheke lag eine Broschüre zum Thema Nichtrauchen. Ich war in der richtigen Apotheke – oder wirkte hier schon die selektive Wahrnehmung? Ich passte genau auf, aber die Apothekenfachverkäuferin musterte mich mit keinem Blick à la: Ach, wieder eine, die ihre Sucht wegkauen will.

Und ich hatte noch immer diese letzte Zigarette in der Tasche. Was verdammt nur mache ich mit ihr? Soll ich sie einrahmen, in Blei gießen – was tue ich damit? Ich brauchte ein Ritual, irgendetwas, das meinen Entschluss bestärkte. Natürlich hätte ich das planen müssen. Von langer Hand! Ich hätte sie um Mitternacht bei Vollmond unter einer Platane rauchen müssen. Nachdenklich, versonnen und mit stählernem Willen. Ich hätte dabei die Größe aufbringen müssen, sie zu genießen – ohne auch nur im Geringsten zu bereuen, dass sie meine letzte wäre. Ich hätte sie auf dem Fernsehturm einer europäischen Metropole rauchen und die Kippe in einem gekonnt hohen Bogen wegschnippen sollen. Ich hätte sie am Grab meiner Oma rauchen sollen und schwören: nie mehr. Überhaupt: Schwören! Ich kenne einige, die haben geschworen – und es hat geholfen. Sogar bei ganz harten Fällen. Zum Beispiel bei Gerlinka. Zwei bis drei Schachteln hat sie geraucht. Täglich. Und das seit dreißig Jahren. Und dann ist ihre Mutter gestorben und sie hat ihrer toten (!) Mutter versprochen, nicht mehr zu rauchen. Das ist nun zwei Jahre her und Gerlinka hat keine Zigarette mehr angefasst. Hubert auch nicht. Der hatte noch mehr geraucht. Drei bis vier Schachteln. Aus Liebe zu Gerlinka hat er ebenfalls aufgehört. Und dabei ist Gerlinka überhaupt nicht religiös. Wenn sie es ihrer Mutter auf dem Sterbebett versprochen hätte – ihre Mutter noch am Leben gewesen wäre ... aber so. Gerlinka musste glauben, ihre Mutter könne sie hören, obwohl sie tot war. Also war Gerlinka in irgendeiner Art gläubig. Und verdammt mutig. Ich würde es niemals wagen, einem anderen Menschen zu schwören, was ich nicht wirklich garantieren könnte. Und – was kann man schon garantieren ... Bei mir würde das mit dem Schwören nicht klappen. Aber jede und jeder findet ihren und seinen Weg.

Im Friseurladen ließ ich mir Kaffee servieren, den Kopf massieren und las den Beipackzettel der Nikotinkaugummis. Sechzehn Stück pro Tag war als höchste Dosis verzeichnet – nicht ohne den Hinweis auf eine weitere Kaugummisorte mit höher dosiertem Nikotinanteil – sprechen Sie mit Ihrem Arzt. Sechzehn Kaugummis! Als empfohlene Dosis für Raucher und Raucherinnen, die zirka eine Schachtel am Tag konsumierten. Ich war schockiert. Sechzehn Stück! Wie sollte ich diese Menge unterbringen? Noch dazu erwies sich Nikotin-Kauen als wesentlich teurer als Nikotin-Rauchen. Aber: Geld spielte keine Rolle. Nicht jetzt!
Eine andere Kundin betrat den Laden. Sie zog ihre Jacke aus und legte sofort ein Päckchen Zigaretten an ihren Platz. Ein Azubi brachte gut dressiert einen Aschenbecher. Aschenbecher stehen nicht mehr einfach so herum. Auch Plastiktüten kosten. Man muss signa-

lisieren, dass man einen Aschenbecher braucht, und bekommt ihn diskret. Man spricht nicht darüber. Die Friseurmeisterin ist Raucherin. Wenn ich das nicht gewusst hätte, würde es mir keinen solchen Genuss bereitet haben zu rauchen, während sie mir die Haare zurechtmachte. Unhöflich hätte ich das gefunden. Aber als Raucherin ging ich immer ganz selbstverständlich davon aus, dass mein Rauchen andere Raucher und Raucherinnen nicht stören würde. Zum ersten Mal stellte ich dies in Frage, denn mich zum Beispiel störte es immer, wenn andere rauchten, während ich aß oder bevor ich geraucht hatte, also am Vormittag.

Unter einer UV-Haube sitzend, las ich verstohlen die Broschüre aus der Apotheke. Viel Neues fand sich nicht darin. Rauchen ist schädlich, da hilft nichts! Deshalb möchte jeder dritte Raucher am liebsten für immer auf Zigaretten, Pfeifen und Zigarren verzichten, was bedeutete, dass ein großer Teil all jener, die behaupten, sie rauchen gerne, log. Das schien mir logisch. Die Erfolgsquote bei der Raucherentwöhnung, las ich, sei gering, nur drei von hundert Rauchern würden es schaffen – wenn sie es ohne Hilfe, also Ersatzstoffe versuchten. Nikotin sei ein Insektengift und um es zu inhalieren, müssten so genannte Trägerstoffe mit inhaliert werden – vor allem Teer. Wer täglich mehr als 20 Zigaretten rauche, lebe im Durchschnitt acht Jahre kürzer als ein Nichtraucher. Auch die Rechtsprechung ziehe nicht mehr in Zweifel, dass in Deutschland jährlich rund 110.000 Menschen an den Folgen des Rauchens stürben, womit es mehr Menschen das Leben koste als Verkehrsunfälle, Morde, Aids, Alkohol, Drogen und Selbstmorde. Farbig abgebildet konnte ich eine gesunde und eine Raucherlunge im Vergleich bewundern. Das erste Mal in meinem Leben hielt ich diesen Anblick aus. Ich blätterte nicht hektisch weiter. Ich strengte mich nicht an zu vergessen, was ich gelesen hatte. Ich war mit allem einverstanden. Ganz und gar einverstanden. Sehr aufmerksam studierte ich die Liste der durch das Rauchen verursachten Krankheiten. Von Lungen-, Zungen- oder Kehlkopfkrebs zu Mund- oder Speiseröhrenkrebs, Herzinfarkt, Durchblutungsstörungen und so weiter. Es tat mir gut, das zu lesen.

Ich wollte leben. Ich liebte das Leben und mein Schicksal war gerade sehr großzügig zu mir, überschüttete mich aus Füllhörnern mit allem, was ich mir gewünscht hatte. Schonungslos gab ich endlich vor mir selbst die Angst zu, dieses schöne Leben, das mir manchmal vorkam wie ein wunderbarer Traum, durch meine Nikotinsucht zu zerstören. Unwiederbringlich. Ich gestand mir ein, dass ich eine Höllenangst vor einer der oben genannten Krankheiten hatte. Rauchen war Gift und ich würde damit aufhören. Ich rauche nicht mehr!

»Hast du was gesagt?«, tauchte das Gesicht der Friseurin vor meiner UV-Haube auf.

Ich schüttelte den Kopf.

»Nicht bewegen!«, ermahnte sie mich.

Ich nickte. Zaghaft. Noch hatte ich nicht den Mut, es laut zu verkünden. Doch ich war wieder ein Stück sicherer geworden. Und ich wollte überhaupt nichts davon wissen, dass es vielleicht Jahre dauern könnte, bis ich meine »Sünden« – wenn überhaupt – reingewaschen hatte. Die Broschüre gab darüber keine Auskunft, doch irgendwo hatte ich mal gelesen oder gehört, nach sieben Jahren sei der Körper sozusagen runderneuert. Daran wollte ich glauben.

Als ich wieder im Auto saß, wurde mir ein bisschen mulmig. Eine Zigarette war fällig. Mehr als fällig. Ich spürte die kleine Schwäche, ähnlich einem Heißhunger nach Süßem. Doch mich gierte nach bitterem Gift. Ich drückte einen Nikotinkaugummi aus der Packung. Das Geräusch erinnerte mich sofort an meine Freundin Gaby. Unvergessen unser Urlaub in Südfrankreich. Gaby hatte beschlossen, sich das Rauchen abzugewöhnen. »Es ist, weil das ein Symbol dafür ist, dass ich immer alles runterschlucke. Wenn ich nicht mehr rauche, schaffe ich es vielleicht, meine Meinung zu sagen. Verstehst du?«

»Nein.«

»Indem ich rauche, schlucke ich runter.«

»Aber du atmest den Rauch doch wieder aus.«

»Ja, aber später! Zu spät! Da ist es dann doch schon vorbei.«

»Aha«, sagte ich. Gaby in diesem Urlaub als hochexplosiv zu bezeichnen, wäre eine maßlose Untertreibung. Alles musste genauso gemacht werden, wie sie es für richtig hielt – sonst schrie sie los. Alle zwei Stunden drückte sie einen Nikotinkaugummi aus der Packung. Bald danach verwandelte sie sich in eine umgängliche Gefährtin. Sobald ich das Geräusch des durch die Packung gedrückten Nikotinkaugummis hörte, entspannte ich mich. Dass ich damals zwischenzeitlich zur Kettenraucherin wurde, versteht sich von selbst. Leider hielt die Wirkung der Kaugummis bei Gaby nicht besonders lange an. Sie hätte vielleicht jede Stunde einen nehmen sollen – so wäre sie auch auf die in meiner Gebrauchsanweisung empfohlene Dosis gekommen.

Ich kaute ein paar Mal auf meinem Nikotinkaugummi herum und schob ihn dann immer wieder in eine Backentasche, mal rechts, mal links – so wie ich es in der Anleitung zum Kaugummikauen gelesen hatte. Bitter schmeckte er. Verdammt bitter. Und irgendwie so, wie ich mich manchmal gefühlt hatte, wenn ich entschieden zu viel geraucht hatte. Nach Nikotinvergiftung.

Zu Hause wäre ich am liebsten ins Bett gegangen. Aber ich musste einen Artikel fertig schreiben. Und ich hatte Angst davor. Wie sollte ich einen Artikel schreiben, ohne zu rauchen? Wie sollte ich mich konzentrieren, ohne zu rauchen? Ich musste es aber können, weil ich morgen Vormittag Abgabetermin hatte. Ich kochte Tee. Ich hätte gerne etwas gegessen. Schon wieder! Vielleicht ein Keks? Ein kleiner nur. Ausnahmsweise, sagte ich mir. Energie für die Arbeit. Ich schaltete den Computer ein und hob die Teetasse. Ich tat so, als wäre der Tee Kaffee. In den Mund steckte ich mir einen Bleistift, der zufälligerweise genauso lang wie eine Zigarette war. Ich tat so, als würde ich Kaffee trinken und rauchen.

Den Artikel schrieb ich tatsächlich. Es ging. Ging sogar überraschend gut. Keine Sternstunde, aber solide Arbeit, nicht ohne Schwung und Witz. Fühlte mich dennoch unruhig. Ein starkes Bewegungsbedürfnis. Stand oft auf und räumte rum. Wäsche ein und Geschirr aus und putzte nebenbei das Bad. Konnte mich nicht so lange konzentrieren, wie ich es gewohnt war. Doch das Alphabet war mir gesonnen und ich beendete die Arbeit zu meiner Zufriedenheit. Vielleicht hätte ich sie schneller geschafft, wenn ich geraucht hätte. Doch sie wäre keinen Deut besser gewesen. Ich war es, die schrieb. Nicht das Nikotin! Sonst wäre ich ja wirklich nur: heiße Luft.

Ich schaltete den Computer aus und griff ganz automatisch nach dem Aschenbecher, der normalerweise voller Kippen gewesen wäre. Er war leer. Auf der Glasplatte war kein einziges Fitzelchen Asche zu sehen. Ich brauchte sie nicht abzuwischen – ein Ritual, mit dem ich meine Arbeiten stets beendete und Platz machte für die nächsten. Es gab nichts zu putzen, denn ich hatte nichts verdreckt. Ich war clean!

Die letzte Zigarette

Ich war müde. Sehr müde. Viel müder als sonst. Normalerweise wäre ich noch mindestens ein bis zwei Stunden wach. Vielleicht erschöpfte mich das Nichtrauchen? Normalerweise würde ich um diese Uhrzeit ... Was ist normalerweise, dachte ich. Normalerweise kann doch nicht sein: zu rauchen. Normalerweise muss doch sein, nicht zu rauchen, da ich Nikotin nicht brauche, nicht zum Überleben brauche. Zwar erschien es mir all die Jahre wie ein Grundnahrungsmittel, doch während ich ohne zu essen nicht lange überleben würde, könnte ich alles, alles, alles tun, wenn ich nicht rauchte – und noch mehr.

Eine sehr spannende Zeit lag vor mir. Ich war voller Freude. Und Aufregung. Es würde vielleicht manchmal nicht einfach sein. Aber ich hatte den ersten Tag überlebt. Ich hatte es geschafft und es war gar nicht schlimm gewesen. Wenn ich gewusst hätte, dass es so wenig Anstrengung kostete – ich hätte es schon früher gewagt. Nichts von all dem, was ich insgeheim befürchtet hatte, war eingetreten. Ich hatte weder einen Tobsuchtsanfall erlitten, noch war ich zitternd zusammengebrochen. Ich hatte keinen überraschenden Zugang zu meinen unterdrückten Aggressionen gefunden, keine Freundinnen beleidigt und mich auch im Berufsleben weiterhin als sozial taugliches Mitglied einer Gesellschaft erwiesen. Ich hatte keinen Zigarettenautomaten gekidnappt und keinem Säugling einen Schnuller aus dem Mund gerissen. Kein Heulkrampf, kein Suizidversuch – nichts. Ich hatte einen Tag lang keine Zigarette geraucht. Ohne Fieber, ohne Krankheit – im Vollbesitz meiner geistigen Kräfte. Wahnsinn! Das Rauchen aufzuhören war wie ein Projekt. Mein Projekt. Das, was in nächster Zukunft anstand. Ich würde mich nicht mit sieben Stück am Tag quälen und ich würde nicht wieder anfangen. Anstatt zu ziehen, ziehe ich das jetzt durch! Apropos ziehen ... da war doch noch etwas: meine letzte Zigarette.

Einen klitzekleinen Moment spielte ich mit dem Gedanken, sie zu rauchen. Dann sprang ich aus dem Bett und tat etwas völlig Verrücktes. Ich frönte keinem unvergesslichen Ritual, sondern riss die Zigarette aus der Schachtel und zerfetzte sie über der Kloschüssel. Spülung ziehen und weg damit! Mit dem stolzen Gefühl, eine Heldin zu sein, schlief ich ein.

Vorbilder

Ich träumte von Johanna. Wir befanden uns auf einer Urlaubsreise. Auf den ersten Blick hatte der Traum überhaupt nichts mit Zigaretten zu tun. Doch Johanna konnte mir als Vorbild dienen. Sie hatte nicht nur zu rauchen aufgehört. Johanna hatte auch kräftig getrunken und von Zeit zu Zeit ein paar Pillen eingeschmissen, wie sie es nannte. Und dann hatte sie aufgehört. Mit den Pillen, dem Alkohol und den Zigaretten. Von heute auf morgen. Das war nun fünf Jahre her, und wenn man Johanna fragte, wie alt sie sei, sagte sie: fünf Jahre. Johanna hatte es schwerer als ich. Millionen von Menschen hatten es schwerer als ich. Das half mir allerdings nichts, weil ich diese Millionen nicht kannte. Aber Johanna kannte ich. Und sie hatte es geschafft. Mein Verzicht ist ein Klacks gegen das, was sie auf sich nahm, dachte ich und verbesserte mich sofort. Ich würde nichts auf mich nehmen. Ich würde nicht leiden. Ich würde mir nichts verkneifen. Ich rauchte nicht mehr und Punkt. Kein Drama, Baby!

Der erste Tag

war eigentlich mein zweiter Tag, doch den gestrigen Tag als Tag Null zu bezeichnen erschien mir wichtig. Er sollte die Grenze markieren. Das Niemandsland zwischen meiner Existenz als Raucherin und Nichtraucherin.

Ich wachte auf mit Hunger. Richtigem Hunger. Das kannte ich nicht. Argwöhnisch horchte ich in mich hinein. Hatte mich jetzt schon der zügellose Ersatzbefriedigungsappetit in seinen Klauen? Aber nein, ich hatte keinen Appetit, ich hatte Hunger. Da fiel mir Johanna wieder ein. Sie hatte mir einmal erzählt, dass sie, seit sie nicht mehr rauche, morgens richtig gut frühstücke. Als Raucherin habe sie morgens kaum etwas runtergebracht.

Diese Auskunft hatte mich nicht gerade inspiriert, es ihr gleichzutun. Ich war stets sehr neugierig gewesen, wenn ich erfuhr, dass jemand aufgehört hatte zu rauchen, und erfragte Details. An jeder Schilderung – egal, wie positiv sie auch sein mochte – fand ich etwas, das mich abschreckte. Oder waren mir nur hämische Misanthropen begegnet, denen es Freude bereitete, andere mit den Schrecken des angeblich Unausweichlichen zu quälen? Oder war ich banalerweise an gänzlich unbegnadete ErzählerInnen geraten? Oder bedeutete nicht mehr zu rauchen lebenslange Trauer? Oder waren die ehemaligen RaucherInnen so rücksichtsvoll, mir das Gefühl zu geben, gut dran zu sein, weil ich diesen verhängnisvollen Schritt eben nicht unternommen hatte?

Der Wecker zeigte sieben Uhr und ich kam mir selbst fremd vor. Um sieben Uhr morgens aufwachen und hungrig sein? War ich noch die, die ich kannte? Nein. Nein und ja. Ich duschte ausgiebig und zum Schluss sogar kalt. Ich würde ab sofort wahnsinnig gesund leben. Folglich würde ich zum Frühstück kein Nutellabrot essen, sondern etwas Gesundes. Heute noch würde ich einen Bioladen ansteuern! Vom Wochenende hatte ich erfreulicherweise Erdbeeren und Quark übrig und das bereitete ich zu. Nicht so schön, wie ich annahm, dass es in einem Raucherentwöhnungsbuch geraten würde – das Auge isst mit –, doch mit einer für meine Verhältnisse außergewöhnlichen Sorgfalt. Auch eine Banane schnipselte ich in den Quark, besann mich bei der Hälfte, packte sie in Alufolie und steckte sie in meine Tasche. Auf keinen Fall wollte ich zunehmen. Es musste möglich sein, mit dem Rauchen aufzuhören, ohne zuzunehmen. Es wollte mir überhaupt nicht in den Sinn, dass man automatisch zunehmen würde. Natürlich, wenn ich jede Lust auf eine Zigarette mit einer Tafel Schokolade erschlüge. Da müsste ich in die Breite gehen. Das leuchtete mir ein. Doch das mit dem Stoffwechsel, das wollte ich nicht glauben. Angeblich haben NichtraucherInnen einen anderen Stoffwechsel als RaucherInnen. Angeblich »dürfen« RaucherInnen täglich 300 Kalorien mehr essen, ohne zuzunehmen. Folglich müssten NichtraucherInnen entweder entsprechend mehr Sport treiben oder 300 Kalorien beim Essen einsparen – heißt: nicht mehr rauchen und gleich noch eine Diät dazu. Wen schreckt das nicht ab ...

... aber wer sagt, dass das so ist? Wenn diese 300 Kalorien erfunden wären? Wenn das in Umlauf gebracht worden wäre, um die größte Angst des modernen Menschen zu schüren: Zunahme, Fettsucht, Einsamkeit, Isolation, soziales Abseits, game over. Von wem verbreitet? Von denen, die Profit damit machen, recht viele Zigaretten unters Volk zu bringen? Oder von Außerirdischen, die wegen ihrer philosophisch-humanistischen Reife oder einem uns unbekannten religiösen Glauben nicht gerne direkt töten und die Erdbevölkerung deshalb mit einem Insektizid zu eliminieren beabsichtigen? Apropos Glauben: RaucherInnen gehören für mich zu den gläubigsten Menschen überhaupt, da sie Unglaubliches zu glauben imstande sind. Der wahre Glaube zeichnet sich ja gerade durch seine Kraft und Duldsamkeit und eine unbeirrsame Unbeugsamkeit aus.

Viele meinen: Lieber schlank und rauchen als dick und nicht rauchen. Nun könnte man glauben, zwischen schlank und dick lägen Dutzende von Kilogramm. Weit gefehlt! Für manche Menschen wiegt die Grenze zwischen schlank und dick zwei Kilo. Und diese zwei Kilo können dergestalt über Leben und Tod entscheiden, dass sie zum Motiv für den Wiedereinstieg werden. Schlanksein – egal um welchen Preis – wird – wie die gebräunte Haut – mit Gesundheit assoziiert. Und natürlich mit Erotik. Übergewicht dagegen mit krank – oder mindestens ungesund. Ferner mit blass (käsig, bleich, fahl, blutarm, fad, wächsern, nicht Fisch noch Fleisch, leichenblass), und das ist wiederum: unerotisch (was sich übrigens sehr schnell – ein kleiner Buchstabendreher genügt – in neurotisch wandeln kann).

Als Raucherin habe ich stets verständnisvoll genickt, wenn mir Bekannte und Freundinnen erzählten, sie hätten den Rauchstopp aufheben müssen, weil sie zugenommen hätten. Klar, das kann keinem Menschen zugemutet werden und etwas Schlimmeres als zuzunehmen gibt es sowieso nicht. Das will ich auch gar nicht in Abrede stellen. Mich selbst beeindruckte dieses Argument so außerordentlich, dass es mich konsequent davon abhielt, mich vom Rauchen abzuhalten.

»Also das Rauchen aufzuhören war überhaupt kein Problem«, hörte ich oft. »Aber dass ich so zugenommen habe! Ich fühlte mich so unwohl, ich kann es dir gar nicht sagen. Und in meinem Alter ist das Abnehmen ja auch kein Kinderspiel mehr! Ab Mitte dreißig hängen die Kilos sich mit Widerhaken an dir fest. Das sind wahrscheinlich die Hormone. Also ich hatte praktisch gar keine andere Wahl, als wieder mit dem Rauchen anzufangen. Ich meine, klar ist es nicht gesund. Aber so wie ich zugenommen habe – also das war auch nicht gesund. Und vor allem: Es wäre ja weitergegangen. Niemand hätte mir garantieren können, dass das mal aufhört. Zum Schluss kaufe ich im Geschäft für Übergrößen ein!«

Wenn nun, denke ich, die Zunahme gar nicht der Grund für den Wiedereinstieg wäre, sondern die Entschuldigung, die gesellschaftlich sogar voll toleriert würde. Wie gesagt: Dick darf man auf keinen Fall sein. Wer dick ist, hat das nämlich selbst zu verantworten. An Krebs zu erkranken oder nicht liegt unter Umständen zwar auch in der eigenen Verantwortung – aber: da gibt es ja noch die Gene. Und dafür kann man nun wirklich nichts. Ferner gibt es schädliche Umwelteinflüsse, Formaldehyd und das Ozonloch – kurzum: Wer krank ist, kann zumindest teilweise beanspruchen, Opfer zu sein. Wer dick ist, ist Täter. Und selbst wenn die Körpermaße tatsächlich auf eine genetische Besonderheit zurückzuführen wären, so würde das von niemandem geglaubt, sondern eindeutig als fadenscheinige Ausrede behandelt.

Was ist das bloß für ein Fluch, der da auf so vielen Menschen lastet, die sich mit ein paar Kilo zu viel (wer sagt eigentlich, was zu viel ist – die Statistik?) so schrecklich fühlen, dass sie es vorziehen, sich zu vergiften, und alles Mögliche in Kauf nehmen, gerne auch eine kürzere Lebenserwartung? Dies zu erörtern würde den Rahmen des Buches mehrfach sprengen, dennoch: Es sollte nie vergessen werden!

Da ich nicht die geringste Lust verspürte, Diät zu halten, beschloss ich kurzerhand, nicht zuzunehmen. Überzeugt davon, allein der Entschluss sei die dreiviertelte Miete, beschloss ich ferner, das restliche Viertel Miete damit zu sichern, meinen Rauchgelüsten niemals mit Süßigkeiten das Maul zu stopfen. Zudem würde ich meine sportlichen Aktivitäten steigern. Länger und öfter trainieren. Und vor allem würde ich den Lobpreisungen des glücklichen Lebens der schönen Schlanken nicht auf den Leim gehen. Ich würde nie aus den Augen verlieren, dass ich selbst es war, die beurteilte, wie sie aussah und wie sie sich fühlte. Mit diesen Vorsätzen wusste ich mich bestens gewappnet und schaltete den Computer ein. Wollte das gestern Abend Erarbeitete noch mal prüfen. Mit großer Erleichterung stellte ich fest, es war völlig in Ordnung. Wie hatte ich nur auf die Idee kommen können, ohne Nikotin im Blut Analphabetin zu sein.

Ich bin Nichtraucherin! Es schmeckte seltsam, dieses Wort – doch es gefiel mir ausnehmend gut und so sagte ich es wieder und wieder – wie eine Beschwörungsformel.

Am Nachmittag betrat ich das Fitnessstudio. Die Rezeptionistin begrüßte mich, stutzte, schaute auf den Kalender.

»Ich bin außer der Reihe da«, erklärte ich.

»Ich dachte schon, heute wäre Freitag«, sagte sie.

Normalerweise ging ich freitags in das Fitnessstudio. Nun würde ich zusätzlich einen zweiten Termin dort einplanen. Das war keine Strafe, denn ich war gerne dort, weil ich auf einem der überaus bequemen Fahrräder herrlich effizient lesen konnte. Außerdem liebte ich die Sauna- und Dampfbadgänge. Ich freute mich diesmal ganz besonders darauf, denn würde ich nicht mit jedem ausgeschwitzten Tropfen auch ein wenig von dem Gift los, das noch immer seine Bahnen in meinem Körper zog? Ein fast unersättliches Reinigungsbedürfnis hatte mich überkommen. Von innen und außen wollte ich rein sein. Ich wollte Gesundes essen und überhaupt: absolut gesund leben. Um mir den zweiten Fitnessbesuch in der Woche zeitlich erlauben zu können, musste ich dies und jenes umschichten, doch das war egal, denn ich hatte das Nichtrauchen zu meinem derzeitigen Projekt erklärt, und wenn ich ein Projekt habe, hat das Priorität.

Früher hatte ich mir nach dem Fitnessstudio eine angezündet. Im Auto. Es war eine besonders wohltuende Zigarette, da ich eine Weile nicht geraucht hatte. Ich zündete mir keine an. War gar nicht schlimm. Ich hatte einen Termin bei meiner Steuerberaterin. Wegen des ausnahmsweise stop-and-go statt stehenden Verkehrs kam ich zu früh dort an. Ungefähr eine Zigarette zu früh. Saß im Auto und schaute die Gegend an. Ein Hauch von Frühling lag in der Luft und ich musste mir keine anstecken, um mich daran zu freuen. Es würde noch ein, zwei Monate dauern, bis dieser grünliche Schimmer um die Bäume stand, den ich so sehr mochte. Ein, zwei Monate, in denen ich nicht rauchen würde. In ein, zwei Monaten würde ich aller Voraussicht nach nicht mehr so oft an Zigaretten denken wie heute. Vielleicht hätte ich sie dann schon vergessen. Auf jeden Fall wäre es leicher als jetzt – wobei es mich noch immer mit Staunen erfüllte, dass es so schwer gar nicht war. Körperlich war es auf jeden Fall auszuhalten. Bis auf diese wenigen großen Giermomente, die ich als Loch im Bauch spürte, handelte es sich lediglich um kleinere Lüste ohne körperliche Sensationen und die waren leicht zu veratmen.
Bei der Steuerberaterin roch es so dick nach Rauch, dass ich sie bat, das Fenster zu öffnen. Wie konnte sie in einer solchen Luft arbeiten? Vielleicht sollte ich die Steuerberaterin wechseln? Wer freiwillig in so einer Atmosphäre lebte und arbeitete, konnte weder kompetent noch gut sein. In meiner Gegenwart rauchte die Steuerberaterin nicht, doch hätte ich mir eine angezündet, hätte sie es auch getan.

Dieser Termin hätte mich zu mindestens fünf Zigaretten verführt. Eine vor ihrem Haus, drei mit ihr, eine danach. Hätte. Vorgestern noch.

Unverdauliches

Über Verdauung wird allgemein ungern gesprochen, außer es geht um Säuglinge. Gelegentlich sprechen Erwachsene auf Reisen über ihre Verdauung. Kinder müssen jederzeit mit einer Frage nach ihrer Verdauung rechnen: Hast du auch – und dann kommt meistens »schön« – und es folgt der jeweils landessprachlich gefärbte Ausdruck. Medizinisches Personal ist berechtigt, Erwachsenen solche Fragen zu stellen, allerdings ohne das »schön«. Dafür häufig mit der Frage nach der Konsistenz.

Dies alles sind jedoch Ausnahmen. Denn wie gesagt – über Verdauung spricht man bei uns nicht. Und ich würde mich auch sehr gerne daran halten, wenn das Rauchen nicht eine weitere Ausnahme darstellte. Alle mir bekannten Personen, die aufgehört haben zu rauchen, haben sich davor die Frage gestellt: Wird ES noch klappen?

Klappte es noch wie gewohnt, waren sie enorm erleichtert. Klappte es nicht, fingen sie zum Teil erneut an zu rauchen. Und zwar ohne ihrem Darm die Chance zu geben, seinen Rhythmus den veränderten Umständen anzupassen, was in der Regel ohne Probleme – aber mit ein wenig Geduld – möglich ist. Was dies betrifft, möchte ich auf die Ausführungen zum Thema Gewichtszunahme verweisen. Denn eine unbefriedigende Verdauung gehört zweifelsohne ebenfalls in die Schublade der anerkannten Vorwände und Entschuldigungen. Lieber rauchen und verdauen, als nicht rauchen und einen Müllberg vor sich herschieben.

Allen mir bekannten Personen, die aufgehört haben zu rauchen, wurden indiskrete Fragen bezüglich ihrer Verdauung gestellt.

Kannst du noch? Klappts am Klo? etc.

Diese Fragen werden häufig noch vor dem »Wie geht es dir denn damit?« gestellt, das RaucherInnen öfter zu hören bekommen, als jemals zuvor in ihrem Leben.

Die zweite indiskrete Frage betrifft übrigens die Zigarette danach, darauf werde ich noch zu sprechen kommen.

Faszinierend finde ich, dass Tabuthemen plötzlich öffentlich diskutiert werden. Tatsache ist, dass Verdauung in Verbindung mit Zigaretten salonfähig ist.

Der zweite Tag

Beim Aufwachen horchte ich kritisch in mich hinein, ob irgendeine Veränderung zu spüren war. Sehnlichst wünschte ich mir völlige Gesundung und Reinheit. Immer wieder stellte ich mir vor, wie sich meine Innereien erholten. Jahrelang hatte ich diese gräulichen Schwaden hinabgeschickt, die alle Wände in mir mit einer braungelben Schmiere überzogen hatten, die mittlerweile zu einem hochgiftigen Asbestbelag verhärtet war. Die Böden, auf denen weicher warmer Teer körnig waberte, klebten und schwefelartige Dämpfe entstiegen ihnen. Kleine, vermummte Gestalten huschten erbärmlich hustend durch die Räume. Gelblich fahl ihre faltendurchzogenen Gesichter und ausgedörrt die mageren Körper, deren pergamentene Haut selbst durch die Kleidung Brechreiz erregend ausdünstete. Es war höchste Zeit, das Team auf Kur zu schicken!

Nach einem Interviewtermin am Vormittag, den ich bravourös ohne Zigarette meisterte – ja selbst die Autofahrt ins Büro war kein Problem –, stellte ich mittags das erste Mal eine gewisse Gereiztheit an mir fest. Eine Computerfachfrau, die etwas an meinem Computer installieren sollte, atmete mir zu laut. Ich hätte sie ohrfeigen können für diese Schnauferei. Parallel dazu zog meine Mitarbeiterin Rotz durch die Nase hoch – mit einer unrhythmischen Regelmäßigkeit, die mich innerlich fast platzen ließ. Sie schneuzte nicht und zog unablässig hoch. Hinzu kam das Ticken der Heizung. Als mir bewusst wurde, dass ich höchst gereizt auf Geräusche reagierte, erlitt ich einen Lachanfall. Der verständnislose Blick der beiden Damen verschlechterte meine Laune abrupt. Doch dann lachte ich schon wieder. Ich war gefühlsmäßig etwas aus der Bahn. Aber überwiegend gut gelaunt. Sehr gut gelaunt. Was mir viel Kraft gab. Ferner stellte ich fest, dass ich wenig Lust auf Kaffee hatte. Ich trank nur die Hälfte meiner gewohnten Dosis, und dies, ohne mich einzuschränken. Anscheinend schmeckte der Kaffee ohne Zigaretten nicht.

Nachmittags vertraute ich mich zum ersten Mal einem anderen Menschen an. »Ich rauche nicht mehr!«

Nach einer am Telefon unverhältnismäßig langen Pause brüllte Tomma: »Was machst du für einen Blödsinn!«

Ich sagte nichts.

»Bist du vielleicht schwanger?«

Mein Nein kam wie aus der Pistole geschossen. »Also nicht dass ich wüsste«, fügte ich hinzu.

»Na wenigstens etwas«, sagte Tomma, besann sich dann aber und wünschte mir alles Gute. Ans Herz legte sie mir, es nicht herumzuerzählen.

»Nur du weißt es«, sagte ich und fragte mich, ob Tomma mir dies geraten hatte, weil sie davon überzeugt war, ich würde rückfällig, und mir die Schmach ersparen wollte, es vor anderen Menschen zuzugeben. Oder ob Tomma nicht mit der Schmach leben konnte, mit einer dermaßenen Versagerin wie mir befreundet zu sein. Oder ob Tomma befürchtete, wenn ruchbar würde, ich rauchte nicht mehr, würde man sie fragen, wie sie das finde – sie rauchte immerhin. Oder ob sie selbst an meiner statt geschwiegen hätte.

Kurz nachdem das Telefonat beendet war, wollte meine Mitarbeiterin wissen, ob ich nicht mehr rauchen würde und: Warum nicht?

»Wenn ich Nichtraucherin gewesen wäre und nun rauchen würde, würdest du dann auf die Idee kommen, mich zu fragen, warum ich rauche?«

Meine Mitarbeiterin zuckte zusammen. Vielleicht war mein Ton eine Spur zu scharf.

»Ich bin überhaupt nicht schlecht drauf«, stellte ich klar. »Es geht mir sogar ausgezeichnet. Wenn ich gewusst hätte, wie gut es mir ohne Zigaretten geht, hätte ich schon längst damit aufgehört. Ich frage dich also nicht, weil ich gereizt bin, sondern nur so.«

»Was?«

»Na, ob du mich auch gefragt hättest, warum ich rauche, wenn ich vorher nicht geraucht hätte!«, rief ich – schon wieder um einiges zu laut. Aber ich hätte jeden Eid geschworen: ob der Begriffsstutzigkeit meiner Mitarbeiterin, nicht weil ich an Nikotinentzug litt.

»Nein, hätte ich nicht.«

»Und warum nicht?«

»Na, so was fragt man doch nicht!«

»Aber es wäre normal!«

»Ich verstehe dich nicht!«

»Ich meine, es wäre normal, wenn du mich das fragen würdest und das, was du mich gefragt hast, nicht gefragt hättest!«

Das Telefon klingelte. Ich vermutete, meine Mitarbeiterin schickte ein Dankgebet zum Himmel. Wir verstanden uns wirklich nicht mehr. Sie rauchte und ich nicht.

Nun wussten zwei Menschen davon. Tomma fühlte sich vielleicht verraten von mir. Würde ich mich im umgekehrten Fall auch. Wir hatten viel miteinander erlebt. Tomma und ich und Camel und Gauloises. Schöne Zeiten, verdammt schöne Zeiten. Oft Vollmond und die Nächte so lau. Lange Gespräche im Auto bei geschlossenen Fenstern, wegen der Mücken. Und vor uns der See. So tief und weit und gut. Die Grillen zirpten, und wenn wir an unseren Zigaretten zogen, zischte es. Wir sahen uns nicht. Das brauchten wir auch nicht. Denn wir rochen uns ja und da war die Glut vor unseren Mündern, eine nach der anderen. So was vergisst man nicht. Ich konnte es gut verstehen, wenn Tomma sich im Stich gelassen fühlte.

Tom

gehört zu den wenigen, die spontan aufhörten zu rauchen. In einer Besprechung gingen ihm die Zigaretten aus. Er wollte keinen seiner zukünftigen Geschäftspartner anschnorren. Nach der Besprechung beschloss er, sich keine Packung am Automaten zu ziehen. Ich rauche heute im Job einfach mal nicht, sagte er sich. Und dann kam er nach Hause und sagte: Ich rauche heute Abend mal nicht. Auch das klappte. Am nächsten Morgen sagte er: Ich habe gestern nicht geraucht, also kann ich es auch heute bleiben lassen. Nach sieben Tagen sagte er: Jetzt habe ich eine Woche nicht geraucht, also kann ich auch die nächste Woche nicht rauchen. Nach vier Wochen sagte er: Nun habe ich einen Monat nicht geraucht, da kann ich es doch auch im folgenden Monat sein lassen. So hangelte er sich von kleinen zu größeren Zeiträumen – und raucht mittlerweile seit zehn Jahren nicht mehr. Also wird er auch in den nächsten zehn Jahren nicht rauchen ...

Der dritte Tag

Zum ersten Mal als Nichtraucherin gejoggt. Ich war felsenfest davon überzeugt, ich müsste schneller und besser laufen als sonst. Ich lief die Strecke, die ich immer lief, und ich lief sie in ungefähr der Zeit, die ich für gewöhnlich dafür benötigte. Aber ich atmete freier. Das war keine Einbildung. Meine Lunge fühlte sich an, als hätte sie ein bisschen mehr Platz, um Luft hineinzulassen. So als wäre ein Fenster in einer der vielen nicht zu betretenden – weil mit Gerümpel vollgestellten – Kammern geöffnet worden. Das beflügelte mich enorm. Zudem hatte ich ein wahnsinnig gutes Gewissen – und das war am schönsten. Als Raucherin hatte ich beim Joggen stets unter schlechtem Gewissen gelitten: Wenn du nicht rauchen würdest, würdest du viel besser und weiter laufen können und viel besser Luft kriegen. Jede Schwäche erklärte ich mir mit den Zigaretten. Sie waren es auch, die mich von sportlichen Herausforderungen abhielten. Klar hätte es mich gereizt, bei einem Marathon mitzulaufen. Aber als Raucherin – vergiss es. Natürlich ärgerte mich das. Maßlos sogar. Trotzdem konnte ich es nicht ändern (weil ich ja nicht wollte ...). Und nun konnte ich einfach laufen. Ohne schlechtes Gewissen. Nichts stand dem Marathon im Weg. Ich müsste hart trainieren – doch es hätte einen Sinn, da ich mein Training ja nicht mehr durch das Rauchen boykottierte.

Ich roch den Wald und die Wiesen und es war eine Riesenpackung des natürlichsten Tabaks und ich inhalierte pur. Ich lüftete das Kohlebergwerk in meinem Inneren. Ich stellte mir vor, wie die frische, klare Luft als heller Lebensstrom in mir wehte. Stellte mir vor, wie dieser helle, frische Lebensatem durch meinen ganzen Körper pulsierte. Von den Haar- bis in die Zehenspitzen. Und überallhin brachte er Frische. Reinheit. So viel Licht und so hell und klar. Lang stand ich auf einem Hügel und blickte über das Land. Tat nichts außer atmen. Spürte genau, ich könnte noch freier atmen. Viel, viel besser und tiefer. Doch dies war ja erst der Anfang. Ich schaute über das Land und spürte mich als Teil des Landes und der Erde und der Luft und des Himmels und tat nichts, diese Verbindung zu stören, zu unterbrechen. Ich rauchte nicht. Ich atmete. Einfach so und ganz leicht. Ich lebte. Ich hätte weinen können vor Freude.

Sabine

Dreißig Zigaretten hat sie geraucht. Manchmal auch mehr. Immer viel Stress im Job. Dann hat sie aufgehört. Es ist ihr sehr schwer gefallen und hat drei Jahre gedauert, weil sie immer wieder rückfällig wurde. Eines Nachts hatte sie die Idee, die alles veränderte. Sabine ertrug die Endgültigkeit des Nicht-mehr-Rauchens nicht. Allein der Satz: »Ich werde nie wieder eine Zigarette rauchen« machte sie so panisch, dass sie das Gefühl hatte, sie müsste sofort rauchen. In solchen Situationen war sie immer wieder rückfällig geworden – denn wenn sie dieser Gedanke in der Öffentlichkeit überfiel, wo sie eine Zigarette schnorren konnte, war es um sie geschehen. Sabines Trick: Sage niemals nie. Sobald sie in Zukunft Lust auf eine Zigarettte verspürte, sagte sie: Jetzt nicht. Vielleicht morgen. Und so schiebt sie ihre Zigarette seit nun vier Jahren immer weiter vor sich her und hat überhaupt nicht das Gefühl, auf etwas zu verzichten. Sie könnte jederzeit rauchen. Aber nicht jetzt. Vielleicht morgen. Oder nächste Woche. Oder an ihrem nächsten oder sechzigsten Geburtstag. Aber nicht jetzt.

Der vierte Tag

Nach dem Essen zwei Löcher. Das eine große, gierige. Der Schlund. Wie fast immer nach dem Essen. Das Gefühl, als hätte ich ein Loch im Bauch. Etwa zehn Zentimeter über dem Nabel. Ein riesengroßes Loch. Und wenn das nicht sofort mit einer Zigarette besänftigt wird, dann fängt das an zu brüllen und zu brüllen und zu brüllen und es brüllt so lange, bis es mich aufgefressen hat. Bisher hatte ich mich dann immer schnell abgelenkt, etwas getan, irgendetwas, ob Abspülen oder Fotos sortieren – und wie durch ein Wunder war das Loch von selbst verschwunden, und zwar innerhalb kürzester Zeit. Doch heute regnete es und es war nicht nur dieses Loch oberhalb meines Bauchnabels, meine Seele hatte auch ein Loch und da regnete es rein. Ich mochte das Wetter nicht und den Tag nicht und mich selber nicht und am liebsten hätte ich eine geraucht. Wenn ich eine, wenigstens eine rauchen könnte, dachte ich – und dann? Was dann? Nichts! Es würde überhaupt nichts ändern, geschweige denn helfen, denn es würde immer noch regnen und obendrein würde es mir noch schlechter gehen. Ich wollte mir gar nicht ausmalen müssen, wie schlecht es mir dann gehen würde.

Als ein Auto in den Hof fuhr, fühlte ich mich gerettet. Es war Mercedes, die ein paar geliehene Bücher zurückbringen wollte.

»Möchtest du einen Kaffee?«, fragte ich sie. Sie musterte mich irritiert. Es war allgemein bekannt, dass ich unangemeldete Besuche hasste, man hatte mir sogar den Scherz hinterbracht, ich reagierte selbst auf unangemeldete Anrufe allergisch, und Mercedes hatte die Bücher eigentlich nur in den Briefkasten legen wollen.

Mercedes nahm meine Einladung an, setzte sich auf einen Küchenstuhl und packte ihren Tabak aus. Es stand kein Aschenbecher am Tisch. Das fiel ihr aber nicht auf, da sie sicher war, in meinem Haus nicht danach suchen zu müssen, hier hatte sie oft genug geraucht und brauchte nicht den verstohlen-gehetzten Blick verbergen, mit dem RaucherInnen das Haus von Menschen betreten, die sie nicht gut genug kennen, um beurteilen zu können, ob sie rauchen beziehungsweise in deren Behausungen geraucht werden darf. Ich stellte den Aschenbecher auf den Tisch, mit einer Selbstverständlichkeit, als hätte ich ihn gerade abgewaschen. Dummerweise musste ich dazu eine Schranktür öffnen, doch es fiel Mercedes nicht auf. Ich wusste nicht, ob es mir recht war, wenn in meinem Haus geraucht wurde. Wenn, dann auf keinen Fall in allen Räumen.

Mercedes riss ein wenig Tabak aus dem Päckchen, verteilte es im Zigarettenpapier, drehte das einige Male mit einer anmutigen Bewegung, der man ansah, dass Mercedes sie Zehntausende von Malen gemacht hatte, steckte einen Filter in das Röllchen, drehte noch einmal, leckte über den gummierten Streifen, steckte die Zigarette in den Mund, knipste ihr Feuerzeug an, inhalierte laut und tief, atmete den Rauch aus, lehnte sich zurück, kam an, schaute mich an, nahm mich wahr, war da. Ich war schon da. Von Anfang an. War die ganze Zeit über da gewesen. Unter dem Vorwand, eine Zeitung beiseite zu räumen, hielt ich mein Gesicht sehr nah an die Zigarette zwischen Mercedes' Fingern. Nahm Witterung auf. Schnüffelte. So roch eine frisch angezündete Zigarette. Angenehm. Sehr angenehm. Bildete ich mir das ein oder roch ich besser als früher? Früher war mir gar nicht aufgefallen, wie Appetit anregend eine frisch angezündete Zigarette roch. Wie sie wohl schmecken würde? Ich wusste nicht mehr, wie Zigaretten schmecken. Ob mir schwindlig würde? Ich hätte es gern gewusst. Aber ich konnte Mercedes unmöglich bitten, mich an ihrer Zigarette ziehen zu lassen. Ihr war noch immer nicht aufgefallen, dass ich nicht rauchte. Das war mir recht. Und so plauderten wir über dies und jenes und das wirkliche Gespräch fand in meinem Kopf statt. Es drehte sich um etwas ganz anderes als Mercedes' Eltern, deren Sohn ihnen eine Eigentumswohnung gekauft hatte, für die gerade das Fundament ausgehoben wurde, und die in zirka eineinhalb Jahren bezugsfertig wäre, was die Eltern nicht davon abhielt, in ihrer Vorfreude bereits jetzt einen Großteil ihrer Möbel verkauft und Gebrauchsgegenstände in Kisten verpackt zu haben. Ich dachte, dass ich gerne wissen würde, wie eine Zigarette schmeckte. Dass ich verdammt gerne einen Zug von Mercedes' Zigarette hätte.

Meine ehemalige Freundin Gaby, die mich mit dem Geräusch von durch die Packung gedrückten Nikotinkaugummis konditioniert hatte, war in diese Falle gegangen: hier ein Zug und dort ein Zug, lass mich mal ziehen, gib mir einen Zug. Zum Schluss rauchte sie mehr als alle anderen, weil sie strategisch nur noch in größeren RaucherInnengruppen ausging und ununterbrochen im Kreis herumfragte: Gibst mir mal 'nen Zug? Niemand kam mehr in den Genuss, seine Zigarette von vorne bis hinten zu rauchen, wenn Gaby dabei war. Zudem zog sie an, als strample sie achtzig Meter unter dem Meeresspiegel, und als sei die Zigarette ein Mundstück, das sie mit ihrer Sauerstoffflasche verband. Gaby wirkte, als sei sie kurz vorm Ersticken und schaffte es, eine Zigarette mit einem Zug zu halbieren. Aber eine eigene Zigarette wollte sie auf keinen Fall. Da sie an jeder Zigarette eine so genannte Badewanne hinterließ, war das schwesterliche Teilen gelegentlich unerfreulich. Noch dazu pflegte Gaby sich die Lippen in einem dermaßen knalligen Rot anzumalen, dass man von weitem meinte, eine schreckliche Verletzung entstelle ihr ansonsten Aufsehen erregend hübsches Gesicht. Natürlich färbte die Verletzung ab, wenn man an der von Gaby verstümmelten Zigarette zog.

Nein, mit dieser Unsitte würde ich nicht anfangen, ich wusste ja, wo das endete, ich wusste noch genau, wie Gaby eines Tages, nachdem sie mir jede Zigarette, die ich angesteckt hatte, noch während meines ersten Zuges aus dem Mund riss, plötzlich rief: »Gib mir eine! Eine für mich ganz alleine!« Und noch ehe ich ihr die Schachtel reichen konnte, hatte sie sie schon in Händen, fingerte ein Röhrchen heraus und steckte es sich zwischen die Lippen. Wir schauten uns an. Nie wieder habe ich einen solch intimen Blick mit Gaby wechseln müssen. Heute noch erscheint es mir, als blickte ich dabei auf den Grund ihrer Seele. Und Gaby entfachte das Feuer und inhalierte. Tief. Einen kurzen Moment schloss sie die Augen. Spürte dem Rauch nach, wie er durch ihren Mund grollte, ihre Kehle hinabrollte und tiefer troff. Anders als all die vorherigen Züge. Die waren gestohlen gewesen. Jetzt aber. Endlich. Hielt sie ihre eigene Zigarette in den Händen. Und sie genoss. Sie genoss von innen und außen und mit allen Poren. Als sie die Augen wieder öffnete und mich anblickte, verband uns ein Wissen, verhängnisvoll wie ein gemeinschaftlich begangener Mord.

Dies erinnernd wusste ich genau: Ein Zug würde mir nicht helfen. Was war das schon: ein Zug. Ich wollte eine Zigarette. Eine ganze Zigarette für mich alleine! Eine Schachtel für mich alleine! Jeden Tag, verdammt!

Als Mercedes sich verabschiedete, war ihr noch immer nicht aufgefallen, dass ich nicht rauchte. Vielleicht wäre es mir an ihrer Stelle auch nicht aufgefallen, denn jede Ex-Raucherin war eine Bedrohung, weil sie den Verrat beging, etwas öffentlich zu tun, was man nur für sich im Geheimen ganz still und leise denken, aber niemals tun sollte, damit die anderen sich im Schutz der Nikotinschwaden weiterhin sicher und geborgen fühlen konnten.

Das Telefon klingelte. Obwohl mir das gerade recht kam – Telefonieren war eine gute Ablenkung –, nervte es mich auch, denn ich hatte wirklich verdammt viel Lust zu rauchen und gerade beim Telefonieren machte Rauchen besonders Spaß. Und draußen regnete es immer noch und es wäre sehr hübsch gewesen, auf dem Sofa lümmelnd eine zu rauchen oder zwei oder drei und einen Kaffee dabei und zu telefonieren. Am anderen Ende der Leitung war der, den ich liebe. Wir hatten uns die letzten Tage telefonisch stets verpasst, immer nur auf unsere Mailboxen und Anrufbeantworter gesprochen. Er war gerade schwer zu erreichen, tourte mit seiner Band durch die Schweiz.

»Oh ist das schön, dass du da bist!«, rief er.

»Wieso?«, fragte ich.

»Sehnsucht habe ich nach dir! Große Sehnsucht. Und immer nur dein Anrufbeantworter. Wie geht es dir? Was machst du?«

»Ja, danke«, erwiderte ich. »Und bei dir?«

»Hast du Besuch?«

»Nein.«

»Störe ich?«

»Nein«.

»Soll ich später anrufen?«

»Nein«, sagte ich und merkte, ich musste dringend etwas unternehmen. Leo war ein paar hundert Kilometer entfernt. Er hatte keine Ahnung, warum ich mich seltsam verhielt. Das war unfair. Ich musste es ihm sagen. Aber das wollte ich nicht. Erstens nicht am Telefon und zweitens war es mir zu früh. Ich wollte sicherer sein. Dass er mich aber auch gerade in einem dermaßen schwachen Moment erwischen musste! Vor Leo, das war mir klar, würde ich mein Gesicht nicht verlieren wollen. Obwohl ich wusste, dass das idiotisch war, denn vor wem sonst könnte ich es unbesorgter verlieren – weil Leo mir dabei helfen würde, mein verlorenes Gesicht wieder zu finden, es auch für mich suchen und aus dem Staub aufheben und es mir heil geküsst überreichen würde.

Leo hatte noch nie von mir verlangt, ich sollte das Rauchen aufhören. Wenn ich bei ihm war und er einkaufen ging, fragte er jedes Mal: Brauchst du was? Zigaretten? Er fragte es nicht, um sich – als ehemaliger Raucher – daran aufzugeilen, dass ich Zigaretten brauchte, während er das abgelegt hatte wie beispielsweise Daumenlutschen, Bettnässen, Haaredrehen. Spuckeblasenmachen. Er nahm mich, wie ich war. Als Raucherin hatte er mich kennen gelernt. Ich rauchte. Er rauchte nicht. Ich bevorzugte blaue Kontaktlinsen, er braune. Punkt. Das war keine Taktik, um mich zu manipulieren, mit dem Rauchen aufzuhören. Auf solche Tricks reagiere ich überaus empfindlich und spüre sie schon, wenn sie sich als Gedanke manifestieren. Ich hatte niemals auch nur den Hauch eines Vorwurfs bei Leo bemerkt, dass ihn mein Rauchen störte. Ein einziges Mal hatte er mich gebeten, eine Zigarette in eine andere Richtung zu halten, weil der Rauch in seinen Augen brannte. Das hatte er in einem Tonfall vorgebracht, als bäte er mich, ein Fenster zu schließen. Manchmal hatte er mir erzählt, wie er sich das Rauchen abgewöhnte. Dies geschah allerdings nie in der Absicht, mir zum Vorbild zu gereichen. Meistens gab es einen Anlass, davon zu erzählen, war es ein Teil seiner Lebensgeschichte, an der er mich teilhaben ließ, und kein Ansinnen, ich sollte es ihm gleichtun. Gelegentlich lächelte er und sagte: Du siehst aus, als würde dir diese Zigarette jetzt besonders gut schmecken. Natürlich hatte er Recht damit. Es war eine von denen mit der Goldkante, die mich dafür belohnte, eine andere nicht geraucht zu haben. Einige Male hatte Leo gesagt, er habe jetzt Lust auf eine Zigarette. Wenn ich dann erschrocken »Um Himmels willen, nein!« gerufen und meine Zigarette fern von ihm gehalten oder gar ausgedrückt hatte, um ihn nicht weiter zu animieren, hatte er mich beruhigt: »Keine Angst. Ich würde nie wieder damit anfangen.«

... Wieso eigentlich beruhigt? Lauerte da vielleicht ein Mannfrauklischee? Der Mann, der nicht raucht, beruhigt die Frau. Die Frau, die raucht, müsste den Mann doch eigentlich beunruhigen, das tut sie aber nicht, er lässt sie gewähren. Da Rauchen bekannterweise schädlich ist, müsste es dem Mann also recht sein, dass die Frau sich gefährdet? Hat er etwa ein Interesse daran, die Frau loszuwerden? Oder sich in ihren Bruder verliebt? Oder er interessiert sich gar nicht für Frauen, sondern für Formel 1? Ein Erbschleicher? Oder können Männer Frauen leichter so sein lassen, wie sie sind? Oder sind Männer so gleichgültig, dass sie gar nicht auf die Idee kämen, das zu versuchen, worin manche Frauen Meisterinnen sind: Männer zu dem zu machen, was Frauen sich wünschen? Oder sind Frauen so perfekt, dass an ihnen gar nichts gebogen werden braucht? Viele offene Fragen, eine klare Antwort: mein Leo ist der Beste, Schönste, ganz anders und rundum wunderbar.

Ich sagte ins Telefon zu Leo: »Tut mir Leid, dass ich gerade komisch bin. Es hat überhaupt nichts mit dir zu tun. Ich sitze über einer Arbeit und komme nicht weiter und bin ziemlich angenervt davon.«

»Kann ich dir irgendwie helfen?«, fragte Leo, der mir schon oft als Muse Modell gestanden hatte. Ich verneinte und fragte ihn nach der Tournee und lachte mit ihm über die Geschichten, die er für mich aufgehoben hatte. »Den Rest erzählte ich dir übermorgen«, kündigte er an, »persönlich!«

Ich konnte es kaum erwarten, ihn zu sehen. Mit welchen Worten würde ich es ihm sagen? Nein, ich würde es ihm gar nicht sagen! Ich würde warten, bis er es merkte. Wie lange das wohl dauerte? Ob er es gleich röche, wenn er mich am Flughafen abholte? Oder erst später? Und dann würde ich ihm alles erzählen. Von Anfang an. Ich hatte sogar meine letzte Zigarette mit ihm geraucht. Wir hatten telefoniert. Es war sehr spät nachts gewesen und ich hatte innerhalb einer halben Stunde drei Stück geraucht. Das waren die drei Stück gewesen, wegen denen ich mich so vergiftet gefühlt hatte am nächsten Tag, meinem Tag Null.

Neu geboren

Maria konnte sich nicht vorstellen, dass der Vater ihres Kindes bei dessen Geburt dabei sein sollte. Da musste sie alleine durch. Er könnte ihr da nicht helfen, er würde nur stören. Ihr keine Kraft geben, sondern Kraft nehmen.

Vor einigen Jahren war ich mit einem Mann zusammen, der hatte sich während unserer Beziehung das Rauchen abgewöhnt. Ich hätte es ihm gleichtun können. Tat ich aber nicht. Maria sagte, ich hätte befürchtet, er hielte durch und ich nicht – und das hätte mir gar nicht gefallen, denn ich hätte versagt und er hätte triumphiert.

»Und wenn es andersherum gewesen wäre?«, fragte ich skeptisch.

»Dann hätte er versagt und dafür hättest du ihn verachtet«, behauptete Maria und ich dachte, dass Liebe etwas anderes ist als ein Machtkampf auf Leben und Tod. Andererseits erinnerte ich mich nicht ohne Scham an jenes halbe Jahr, in dem ich das tägliche Zigarettenpensum reduziert und mir das vormittags Rauchen gänzlich abgewöhnt hatte. Ich hatte auf all die Schwächlinge und Versager und Süchtlinge herabgeblickt, die sich morgens nach dem Frühstück eine anzündeten. Es gab noch abschreckendere Probanden, nämlich solche, die im Bett rauchten. Direkt nach dem Aufwachen. Die mit Zigarette, Aschenbecher und Feuer auf dem Nachttisch einschliefen. Deren letzte Bewegung vor dem Einschlafen das Ausdrücken, deren erste Bewegung nach dem Aufwachen das Anzünden einer Zigarette war. Warum zogen die nicht in Wohnungen über Kneipen und ließen sich einen Lüftungsschacht ins Schlafzimmer legen. Wie sollte aus mir eine tolerante Nichtraucherin werden, wenn ich schon eine intolerante Raucherin gewesen war ...

Vielen Menschen fällt es leichter, wenn sie das Unternehmen Nichtrauchen als Paar beginnen. Zu jenen glaubte ich nicht zu gehören. Klar gibt es Dinge, die ich als Paar lieber tue. Das reicht auf der Nachmittagsprogrammebene von Fahrradfahren über Fernsehen zu Italienisch-Lernen. Aber es gibt auch Grenzen: Bei solchen Unternehmungen, die ich als persönliche Herausforderung einschätze. Auch wenn ich es anders machen würde, so verstehe ich doch, warum Maria ihre Kinder ohne ihren Mann zur Welt brachte. Ich wollte die Nikotinkaugummis nicht in meiner Stammapotheke kaufen, in der ich alles kaufe, außer vielleicht einen Schwangerschaftstest. Nikotinsucht und Schwangerschaft haben eine Gemeinsamkeit: Kontrollverlust. Keine Macht über das, was geschieht. Nicht mehr die sein, die man ist. Doch zum Glück ist das ein Trugschluss. Die Tragik der Sucht ist jene, dass man glaubt, es sei keine.

Ich würde mich neu zur Welt bringen. Ich wollte mich als Nichtraucherin gebären. Diesen Weg musste ich alleine gehen. Ich konnte mich allerdings dabei unterstützen lassen. Und das musste ich auch. Es konnte gefährliche Nebenwirkungen haben, zu lange zu schweigen. Ich wusste nicht, wie es mir auf meinem weiteren Weg ergehen würde. Doch angenommen, ich hätte öfter schlechte Laune und Leo, der nicht wüsste, woher sie käme, bezöge sie auf sich.

»Hast du was?«, würde er fragen.

»Nein, ich habe nichts«, würde ich erwidern und meine Stimme klänge genervt, denn natürlich hätte ich etwas: ein Loch im Bauch vor lauter Lust, aber nicht auf ihn, sondern auf eine Zigarette.

Und wenn er es wüsste und mich darauf ansprechen würde: »Bist du vielleicht so schlecht drauf, weil du nicht rauchst?«

»Ich? Schlecht drauf? Quatsch!«

Oder – offensiv: »Du bist ja wohl schlecht drauf!«

Oder – sensitiv: »Ich merke genau, Liebling, dass du was hast. Du brauchst es nicht auf mich zu schieben. Du kannst mir auch gleich so erzählen, was es ist.«

Oder: »Bloß weil ich nicht rauche, bin ich noch lange nicht schlecht drauf.«

... und was wäre »die Wahrheit«? ...

»Es geht mir nicht gut, weil ich Entzugserscheinungen habe?«

Horror! Außerdem: Ich doch nicht! Die hatte ich bis dahin nicht gehabt und würde sie auch nicht mehr bekommen. Nur die seelischen. Aber das reichte. »Liebling, bitte hilf mir, ich brauche eine Zigarette.«

»Aber du weißt doch, mein Schatz, dass es dir nicht bekommt.«

»Oh gib mir eine, nur die eine.«

»Lass dich küssen!«

»Ich will nicht geküsst werden, ich will rauchen!!!«

An dieser Stelle fällt mir schon wieder Gaby ein, deren Affäre Holger sich das Rauchen abgewöhnen wollte und während des Beischlafes plötzlich in sich zusammenfiel und stammelnd gestand, er könne sich nicht konzentrieren, er müsse dauernd an Zigaretten denken, er müsse sich nun aus Gaby zurückziehen, bevor das sowieso – sozusagen auf natürlichem Wege – geschehe; er müsse Gaby darum bitten, ihm eine Zigarette zu überlassen, diese rauchen und dann – er sei sicher – könne er wieder. Wie viele ehemaliger Raucher schlucken wohl Viagra, um das Nichtrauchen zu verkraften?

Auch am Arbeitsplatz stelle ich mir derartige Geständnisse vor. »Frau/Herr Direktor, ich kann mich nicht konzentrieren, ich muss dauernd an Zigaretten denken.«

... damit empfiehlt sich niemand für eine Gehaltserhöhung, Karriere oder für die Projektleitung. Entweder man zeigt die Entschlusskraft, mit dem Rauchen aufzuhören – alles eine Kopfsache, reine Willenssache –, und dann jammert man auch nicht rum, oder man hätte es eben gleich bleiben lassen sollen? Und waren Nichtraucherinnen verständnisvoller? Ich glaube, dass es überhaupt nicht um das Verhalten der Umwelt geht. Sondern darum, was man selbst von sich erwartet und ob man sich eingestehen kann, dass man nikotinabhängig = süchtig ist. Wenn man das nicht kann, darf man nicht jammern, weil dies nämlich das Selbstbild hochgradig gefährden würde, das irgendwo zwischen der wilden Freiheit langmähniger Mustangs und lodernden Lagerfeuern und dem melodramatischen Mut, mit einem Loch im Stiefel meilenweit zu gehen, angesiedelt ist.

Der fünfte Tag

Mit großem Staunen nahm ich immer wieder wahr, wie gut es mir ging. Seit fünf Tagen rauchte ich nicht. Es kostete mich fast keine Anstrengung. Es war fast so, wie es sein sollte, denn wirklich anstrengend war es, das Rauchen zu verkraften, und nur durch die Gewöhnung daran erschien es mir anstrengend, das Nichtrauchen zu verkraften. Ich rauchte nicht! Nach Jahrzehnten erlebte ich Tage und Nächte, ohne zu rauchen! Ich konnte es! Das, was ich mir fast nicht zugetraut hatte. Das, wovor ich so viel Angst gehabt hatte. Einfach so. Der Wahnsinn!!!

Klar, ich dachte oft an Zigaretten. Viel zu oft. Das tat aber nicht weh und das würde nicht so bleiben. Eines Tages hätte ich diese Gewohnheit vergessen. Zigaretten würden keine Rolle mehr in meinem Leben spielen. Es wäre so wie bei allen anderen, die lange nicht mehr rauchten und mir dies prophezeit hatten: *Eines Tages wirst du nicht mehr daran denken. Es wird weg sein. Einfach weg. Kann sein, manchmal denkst du daran. Du kannst sogar mal Lust auf eine Zigarette haben – vielleicht einmal im Jahr? So wie man*

*auch einmal im Jahr Lust auf rote Grütze/nachts nackt baden/
Fischsemmeln hat.*

Bis jetzt lag die schöne Aussicht noch in großer Ferne, doch ich
würde diesen Weg weitergehen, auf die schöne Aussicht zu, die dann
keine schöne Aussicht mehr wäre, sondern die Landschaft, die mich
umgäbe, die Landschaft, in der ich lebte. Der Weg war weder steinig
noch gefährlich, denn ich ging gut gerüstet, meine Schuhe hatten keine Löcher und mein Proviant wächst stetig nach. Ich entdeckte Schritt
für Schritt neues Land und freute mich an meinem Leben. Wäre ich
dort geblieben, von wo ich kam, würde ich all dies Neue um mich
nicht sehen. Würde nicht sehen, wie die Landschaft sich wandelte,
wie ich mich mit ihr wandelte. Ich fühlte mich schon jetzt, nach dieser
kleinen Strecke nur, unendlich bereichert. Und ich hatte mich besser
kennen gelernt. Denn ich hatte mich in eine Extremsituation gewagt.
Deren Bewältigung, von Sekunde zu Sekunde, Schritt auf Schritt, gab
mir die Kraft und Zuversicht zum Weitergehen. Und ganz nebenbei
sprudelte eine fröhliche Quelle Lebensfreude in mir.

Wenn mich das Ich-muss-rauchen-Gefühl packte, wusste ich
mittlerweile, dass es wieder vergehen würde. Es blieb nicht da. Es
flaute ab. Es schwoll an und flaute ab. Wie das Meer, wie Wellen,
wie Wehen. Doch die Abstände wurden nicht kürzer, sie wurden
immer länger.

Als Raucherin hatte ich rund zwanzig Zigaretten pro Tag geraucht.
Es hatte mich also zwanzigmal am Tag das Gefühl gepackt: ziehen!
Ich war ihm gefolgt, ohne darüber nachzudenken. Vor den besonderen Zigaretten war das Gefühl zum brüllenden Befehl geworden. Oft
flüsterte es nur. Ich folgte sofort. Wer gleich folgt, wird nicht ange-
brüllt. Ich hatte schon immer Schwierigkeiten, mit Aggressionen
umzugehen.

Das brüllende Verlangen tauchte zwei- bis dreimal täglich auf.
Ansonsten spürte ich mal ein Flüstern, mal eine dringliche Aufforderung, mal ein unentschlossenes Drängen. Dieses war leicht zum
Verschwinden zu bringen, während mich das große Brüllen gelegentlich aus der Bahn warf. Ich durfte mich auf keinen Fall darauf

einlassen, sonst würden die Säuselstimmen mit ihrer Samstag-abendshow beginnen: Rauchen macht glücklich, wir sind alle eine glückliche Familie, das Leben ist nur schön mit einer Zigarette im Mund, du kannst es doch ohne, das hast du schon bewiesen, da kannst du jetzt ruhig mal eine rauchen, dich dafür belohnen, dass du ein paar Tage nicht geraucht hast, was glaubst du, wie breit die Goldkante an dieser Zigarette sein wird, sie wird fast so groß sein wie die Zigarette, mehr noch, eine von Kopf bis Fuß goldene Ziga-rette wartet auf dich, nimm sie, es tut gar nicht weh, du hast schon genug bewiesen, hast schon genug gelitten, alles wird gut, zieh!

Auf keinen Fall durfte ich in dieser Show mitspielen. Es brachte überhaupt nichts, Gegenargumente ins Feld zu führen: Rauchen ist gar nicht gesund, Rauchen macht süchtig und von wegen goldene Zigarette, dies wäre die schwärzeste Zigarette überhaupt, ich weiß genau, wie schlecht es mir gehen würde, wenn ich die rauchen wür-de, dann wäre nämlich alles umsonst ...

Aber nein, säuselte die Stimme, nichts wäre umsonst, du tust ja so, als hättest du keinen Willen, aber natürlich hast du einen Willen, du kannst das doch steuern!

Nein, das kann ich nicht und dann ...

Aber was hältst du denn von dir? Das kannst du doch nicht so ste-hen lassen, schau, es ist ganz einfach ...

Es war auch einfach! Es kam darauf an, den Ausknopf zu drücken. Und zwar sofort. Auf keinen Fall auf eine Diskussion einlassen oder das Programm ernst nehmen. Stattdessen: irgendetwas tun. Ablenkung! Es half mir enorm, daran zu denken, dass mich dieses Lochgefühl im Leib nicht bis an mein Lebensende begleiten würde. Zuerst hatte ich jedes Mal automatisch angenommen: Mit diesem Loch im Bauch lebst du bis ans Lebensende. Da du als Nichtrau-cherin – statistisch behauptet – länger leben wirst, wirst du nun also ungefähr acht Jahre länger als sonst mit einem Loch im Bauch he-rumlaufen. In öffentlichen Verkehrsmitteln werden Kinder mit dem Finger auf dich zeigen und ihre Mütter fragen: »Mami, was hat die Frau?«

»Pscht«, wird die Mami sagen, »nicht so laut.« Oder: »Später!«
Und später wird sie sagen: »Diese Frau war einmal zigarettensüchtig und das Loch im Bauch ist ihr geblieben.«

Dann aber dachte ich, dass ich das Loch im Bauch ja nur jetzt hatte. Weil ich süchtig war. Weil ich Nikotin brauchte. Wenn mein Körper gereinigt, wenn ich nicht mehr süchtig wäre, würde ich auch
kein Loch mehr haben, weil ich mich nicht zuteerte. Wie in der Liebe stellte ich mir das vor. Nach einer Trennung braucht es Zeit, ehe
die Wunde geheilt ist. Schließlich hat man sich als Paar definiert (ich
und meine Zigarette), hat sein Leben miteinander geteilt (ich und
meine Zigarette), hat Krisensituationen zusammen gemeistert (ich
und meine Zigarette), hat sich gehasst (ich und meine Zigarette), gestritten (ich und meine Zigarette) und wieder zueinander gefunden
(ich und meine Zigarette). Hat also eine ganze Menge miteinander
erlebt. Man hat sich aneinander gewöhnt. Unvorstellbar, ohne einander zu sein, egal wie unerquicklich es manchmal lief. Und plötzlich:
Trennung. Plötzlich alles anders. Die Umstellung klappt nicht von
heute auf morgen. Da muss man sich erst einmal daran gewöhnen,
dass man jetzt allein ist (nicht mehr raucht). Das ganze Leben wird
anders (ohne Zigaretten). Und in vielen Situationen vermisst man
die alte Liebe (die Zigarette), denn man ist einfach daran gewöhnt,
zu zweit (mit Zigarette) zu fernsehen, zu telefonieren, Auto zu fahren, Zeitung zu lesen oder oder oder. Und das dauert. Und es ist ein
sehr aktiver Prozess. Tag für Tag wird es leichter. Doch es gibt
Rückfälle. Und manchmal erscheint der Ehemalige (die Zigarette),
der einer eigentlich nur noch auf die Nerven gegangen ist, der einer
das Leben total vermiest hat, der eine nur runtergezogen hat, der unmögliche Ansichten hat, mit dem es im Bett nur noch langweilig
war, der eine Glatze gekriegt hat, kurzum: eine Doppelnull, gerade
durch die Tatsache beziehungsweise lediglich durch die Tatsache
seiner Abwesenheit – einziger Zustand, in dem er glänzen kann – als
Traummann schlechthin. Daran erkennen wir uns gegenseitig als
Menschen: Wir machen es uns schwer. So schwer wie möglich.
Doch von irgendwo kommt dann ein Lichtlein her und eines Tages
stellt man fest: Heute habe ich den ganzen Tag nicht an diese Dop-

pelnull gedacht. Oder man stellt fest: Das Leben ist so schön ohne diese Doppelnull. Und dann hat man sie einfach vergessen. Aber das dauert eben. Und das Leben geht weiter und eines Tages kann man sich gar nicht mehr vorstellen, dass man sein Leben einmal damit zugebracht hat, einer Doppelnull nachzutrauern ... Wer denkt schon an die Lieben von vor zehn Jahren? Wer denkt schon daran, dass er/sie vor zehn Jahren geraucht hat? Und so werden die Zigaretten eines Tages meine späten Jugendsünden gewesen sein. Jugendsünden, von denen ich mich jetzt befreite. Spät, aber besser als nie. Mit jedem Tag wurden sie kleiner. Bis sie sich eines Tages in Luft aufgelöst hätten. Staub zu Staub, Luft zu Luft.

Hartmut

hat es richtig Spaß gemacht, mit dem Rauchen aufzuhören. Jedes Mal, wenn er dieses Loch-im-Bauch-Gefühl hatte, stellte er sich vor, in seinem Bauch würde ein kleiner widerlicher Zwerg sitzen und rebellieren. Der Zwerg gehörte zur Rasse der Bandwürmer und es gab nur ein Mittel, ihn loszuwerden: aushungern. Und wenn Hartmut dieses Lochgefühl hatte, war das jedes Mal ein Zeichen dafür, dass der widerliche Zwerg litt. Hartmut dachte, er müsste das vielleicht fünfhundert- oder tausendmal aushalten. Bei jedem Mal würde der Zwerg schrumpfen – bis nur noch eine ausgemergelte Hülle übrig wäre. Diese würde von den weißen Blutkörperchen aufgefressen. Und so war es dann wohl auch. Seit drei Jahren raucht Hartmut nicht mehr. An den Zwerg denkt er kaum noch. Es gibt ihn ja auch nicht mehr.

Der sechste Tag

Manchmal fiel es mir schwer, mich von dem Gedanken zu verabschieden, jemals wieder zu rauchen. Nie wieder rauchen! Nie wieder eine Zigarette in den Händen halten. Sich nie mehr mit der Zigarette in den Händen übers Gesicht streichen. Das sah schon sehr gut aus. So nachdenklich. Wahnsinnig cool. So als hätte man wirklich was zu sagen. Und natürlich wichtig. So jemand war einfach total wichtig. Für die Menschheit. Und das Rauchen half dabei, diese übermenschliche Last zu tragen.

Die eine oder andere Zigarette fehlte mir schon, hätte ich gern ... aber ich durfte nicht. Ich konnte nicht eine Weile aufhören und dann wieder anfangen. Das wollte ich nicht mal denken, weil ich mir nämlich dann nicht das Rauchen abgewöhnen würde, sondern an einer fernsehturmgroßen Zigarette mit Goldrand bastelte, deren gigantischer Genuss mir dabei helfen sollte, all die kleinen Zigaretten zu verschmerzen – bis es so weit wäre und ich an die große, die ganz große randürfte. Dann würde ich irgendwann wieder bei Null anfangen und ich wollte nicht immer wieder bei Null anfangen wie so viele, die ich kannte, die permanent einen Schritt vor und zwei zurück rauchten. Selbst wenn das eine Methode war, die irgendwann zum Erfolg führen würde, die Methode der tausend Schritte oder der Umwege – meinetwegen. Ich wollte es jetzt schaffen. Ich hatte keine Lust, das Thema Nichtrauchen die nächsten paar Jahre mit mir rumzuschleppen.

»Ach, du rauchst wieder? Ich dachte, du hast aufgehört!«

»Hab ich auch. Aber ich hatte dann so viel Stress und habe wieder angefangen. Ich höre aber wieder auf. Nächste Woche!«

Diese Frage-Antwort-Spiele wollte ich mir ersparen. Ich wollte das Thema erledigen. Gründlich. Hinter mich bringen. Ein für alle Mal.

Anstatt zu trauern, dass ich nicht mehr rauchte, wollte ich nach vorne denken. Dorthin, wo ich meine Sucht besiegt hätte.

Bisher hatte ich jeden Tag zwei Nikotinkaugummis gekaut. Einen am späteren Nachmittag, einen am Abend. Es war Spätnachmittag. Fast schon automatisch griff ich zu der Packung. Ich drückte einen raus und wollte ihn in den Mund schieben, da fragte ich mich, ob ich ihn brauchte. Was heißt hier brauchen – ob ich gerade ein solches Verlangen hatte, dass ich musste. Müssen. Nein, hatte ich nicht. Aber ich hatte nun mal jeden Nachmittag gegen vier einen genommen. Eben. Warum sollte ich heute keinen nehmen? Warum sollte ich einen nehmen? Ich würde mir Nikotin zuführen. Das bedeutete, ich hielt mich in Abhängigkeit, auch wenn ich mir den Stoff nicht durch Zigaretten und in einer vergleichsweise geringen Dosis zuführte. Ich warf die Kaugummis weg. Im Vollbesitz meiner geistigen Kräfte und mit einer Überdosis Lebensfreude.

Haltung bewahren!

Nicht nur Lungenzüge erforderten in der Pubertät Übung. Auch die richtige Haltung der Zigarette beziehungsweise die Haltung mit Zigarette war zu trainieren. Heimlich natürlich, um dann in der Clique zu brillieren. Zuerst einmal war die Zigarette bei mir alles andere als ein sechster Finger – wie bei der sagenhaften Tante Mikesch. Sie war ein Fremdkörper und als solcher lästig. Doch wer die Zigarette wie einen Fremdkörper hielt, war »pseudo« und musste damit rechnen, beim Inhalieren genauestens beobachtet zu werden. Auf Lunge oder nicht – das war die Frage, auf die es ankam. Eine lässige Zigarettenhaltung half dabei, einer zu strengen Kontrolle zu entgehen. Bedauerlich, dass niemand aus meinem Bekanntenkreis es jemals gewagt hat, den weltweit angestammten Platz der Zigarette zwischen Zeige- und Mittelfinger zu boykottieren. Ausnahmen von dieser Regel sind so selten zu beobachten, dass sie es kaum verdienen, einen ebenbürtigen Rang eingeräumt zu bekommen. Die Stellung zwischen Daumen und Zeigefinger zum Beispiel findet nahezu ausschließlich dann Anwendung, wenn die Zigarette fast gänzlich heruntergebrannt und aus diesem Grunde keine andere Haltung möglich ist. Somit kann sie nicht beanspruchen, eine freiwillige Haltung zu sein, sondern muss es sich gefallen lassen, in die Zwangshaltungen eingereiht zu werden. Auf die Haltung beziehungsweise Nichthaltung der Zigarette zwischen den Lippen gehe ich nur äußerst ungern ein. Einmal abgesehen davon, dass mir die höheren Weihen versagt blieben, es zu bewerkstelligen, mit einer Zigarette zwischen meinen Lippen baumelnd einen sinnlichen Augenaufschlag ohne verkniffene Zuckungen zustande zu bringen, halte ich den Aspekt der beschleunigten Faltenbildung für überaus problematisch. Als Beispiel hierfür möge Keith Richards gelten. Ich weiß nicht, ob ich ihn jemals ohne Zigarette zwischen den Lippen sah. Bedenkt man die natürliche Reaktion des Menschen auf die Reizung der Augen – Zusammenkneifen – ist diese Faltenbildung in den Zügen des Herrn Richards eine logische Folge und beweist eindrucksvoll, dass Herr Richards der menschlichen Rasse angehört. Ferner handelt es sich bei ihm um ein männliches Exemplar. Da männliche Exemplare nur durch den Erwerb von Falten und grauen Schläfen interessant zu werden meinen, können also die Bemühungen des Herrn Richards und artverwandter Genossen, sich mit Hilfe von Zigaretten zu profilieren, nachvollzogen werden, auch wenn – wie ich nicht verhehle einzugestehen – mir dies schwer fällt.

Die klassische Haltung – zwischen Zeige- und Mittelfinger – erscheint dagegen völlig unproblematisch. Nicht umsonst hat sie sich weltweit durchgesetzt. Dies finde ich trotz allen Verständnisses bedauerlich, denn dadurch bleiben einige auch gesellschaftlich reizvolle Spielarten auf der Strecke. Niemals hatte ich das Vergnügen, einem Menschen zu begegnen, der die Zigarette zwischen Mittel- und Ringfinger trug. Wirklich schade, geradezu verschenkt. Wäre es doch eine erstklassige Möglichkeit, eine politische und/oder sexuelle Gesinnung öffentlich zur Schau zu stellen – ohne dabei aufdringlich zu wirken. Besonders in Anbetracht der Under-Cover-Szene ist es mir ein Rätsel, warum die Vielfalt der Stellungen höheren Ortes nicht längst mit aller Entschiedenheit vorangetrieben wurde.
Die Zigarette auf die herkömmliche Art – also zwischen Zeigefinger und Mittelfinger gehalten, bietet den Vorteil, dass das Gesicht der rauchenden Person nicht übermäßig verdeckt wird. Eigentlich wird nur der Mund verdeckt, was Sinn macht, denn ein saugender Mund bei einem erwachsenen Menschen könnte zu falschen Annahmen verleiten. Dies zu unterbinden dient wohl auch die beim Ausatmen des Rauchs oft zu beobachtende Handhaltung leicht schräg vor dem Mund, um einem Beobachter die uneingeschränkte Frontalansicht zu verwehren. Defensivhaltung ist im Übrigen bei allen Fingerstellungen möglich. Bei der Mittel-Ringfinger-Position, die mir – aber das ist ei-

ne rein persönliche Vorliebe – mit der rechten Hand wesentlich leicher fiel als mit der linken, besteht die Gefahr, den Zeigefinger zu weit abzuspreizen, sodass er Richtung Nase ragt, was eine unschöne Assoziation provoziert, die ich an dieser Stelle nicht weiterzuverfolgen beabsichtige. Es ist durchaus denkbar, dass diese Stellung von so vielen Menschen gerade ob der eben erwähnten Gefahr gemieden wird, ausgenommen natürlich jener, die mangels anderer Finger oder aufgrund anderer Einschränkungen auf diese Stellung angewiesen sind.

Die Ringfinger-Kleinerfinger-Haltung wirft wieder das Problem auf, was mit den Restfingern geschehen soll – und nun sind es ja schon zwei, die unschön abstehen, nämlich Zeige- und Mittelfinger. Presst man sie gegeneinander, entsteht eine plumpe Wand, die auf gestörtes Kommunikationsverhalten schließen lässt. Öffnet man die Finger, kann es – außer, man ist gut trainiert – passieren, dass sich dabei auch die die Zigarette haltenden Finger öffnen – und das führte zum schlimmsten Fall: Zigarettenverlust. Alle anderen Möglichkeiten, zu denen es mehr als der Finger, also der ganzen Hand bedarf, halte ich für zu unansehnlich und auch nicht zweckdienlich. Hierunter fallen auch die Haltungen mit der ganzen oder halben Faust. Sämtliche Daumenkombinationen betrachte ich ebenfalls als unschicklich, bin mir aber dessen bewusst, dass sie andernorts als herkömmliche Stellungen gewertet werden: Daumen/Zeige-/Mittelfinger, Daumen/Mittel-/Ringfinger – und sehr avantgardistisch, aber gänzlich unpraktisch und auch nicht ohne Verletzungsgefahr: die Daumen/Ringfinger/Kleinerfinger-Kombination.

Abschließend möchte ich noch kurz die Position der Zigarette zwischen den Fingern beleuchten: Liegt sie weit unten an, also dort, wo – wenn wir noch hätten – unsere Schwimmhäute angewachsen wären, wobei wir dann nicht beziehungsweise auf eine ganz andere Art und Weise rauchen würden – eventuell stationär? –, macht dies einen enorm süchtigen Eindruck. Das tiefe Zwischen-den-Fingern-Stecken signalisiert: Ich habe jetzt einen tiefen Zug nötig. Je weiter die Zigarette Richtung Fingernägel gehalten wird, also desto höher sie liegt, desto leichter erscheint sie auch, desto spielerischer wirkt sie und zeigt damit an, dass die rauchende Person sehr wohl weiß, was sie tut, ja mehr noch: sich davon distanzieren kann. Eine Person, die so raucht, liebt das Leben, weiß, es ist alles nur ein Spiel, ist hoch spirituell, lacht gern und meistert alle Probleme mit Leichtigkeit. Allerdings erfordert diese Stellung beträchtliche Übung, da die Kippe leicht kippen und über die Kippe kippen, sprich: fallen kann. Dann auf keinen Fall bücken, sondern so tun, als wäre dies beabsichtigt und eine neue anstecken. Als Faustregel kann man sich merken: Je weniger Fingerkontakt, desto weniger Suchtverhalten. Die Ausnahme von dieser Regel bilden natürlich sämtliche Mundstellungen.

Der siebte Tag

Eine Woche. Seit einer Woche rauchte ich nicht mehr. So niegelnagelneu würde ich Leo begegnen. Vollkommen clean. Ohne Nikotinkaugummis, ohne alles. In der Abflughalle des Flughafens nahm ich in der Nichtraucherzone Platz, schaute hinüber zu den RaucherInnen und hätte am liebsten vor Freude laut geschrien und getanzt. Ich rauchte nicht mehr. Mein Platz war nicht mehr dort, wo es stank und diese nervösen Typen hockten, die permanent an ihren Handys herumfummelten, hektisch gestikulierten und alle paar Minuten zum Counter stürzten, um sich zu erkundigen, wann das Boarding beginne, ob es überhaupt beginne, wie lange die Warteschleife vor dem Start und wie das Wetter am Zielflughafen sei. Ich gehörte nicht mehr zu jenen, die nichts mit sich anzufangen wussten und die Zeit damit überbrückten, sich zu vergiften. Das waren doch keine Zigaretten, die schmeckten. Da waren überhaupt keine Goldkanten drunter. Das war ja das Grausame daran: Die Zigaretten zu rauchen, die schmeckten, klappte nur um den Preis, drei- bis zehnmal so viele zu rauchen, die nicht schmeckten. Ich saß im Flugzeug und stellte mir vor, wie unangenehm es wäre, neben einem Raucher, einer Raucherin zu sitzen. Dieser Gestank! Und vor allem: die Enge. Niemand raucht mehr im Flugzeug, doch ich erinnerte mich an meine ersten Flüge, wo es selbst auf Inlandsflügen erlaubt war. Das erschien mir nun völlig absurd. Vor ein paar Jahren –

auf einem Flug nach San Francisco gestattete es das Bordpersonal jeweils einem Raucher, neben der Toilettentür stehend zu rauchen. Ein Passagier kam auf die Idee, eine Liste zu führen, auf der wir uns eintragen sollten und rechnete aus, dass bei beschleunigtem Inhalieren jede/r alle fünfundsiebzig Minuten einmal an die Reihe käme. Dass der Mann ein Problem hatte, war mir damals nicht aufgefallen. Natürlich fand ich ihn schräg. Aber es war doch schön, dass einer sich um alle kümmerte. Er kümmerte sich natürlich nur um sich. Um sich selbst versorgen zu können, musste er sich um alle kümmern.

Ich verließ das Flugzeug und schaute denen zu, die schon beim Aussteigen eine Zigarette im Mund hatten und nach den Schildern Ausschau hielten, die das Rauchen erlaubten. Raucherzonen. Schade, dass es bei den Nichtrauchern auch Zone hieß. Ich musste nicht warten. Ich musste mir keine anstecken, um weitergehen zu können. Ich konnte einfach so gehen. Nichts hielt mich auf. Durch die Gepäckabfertigung, durch die Glastüre und da stand er. Mein Leo! Wie immer, wenn ich ihn eine Weile nicht gesehen hatte, bekam ich zuerst einmal weiche Knie und alles in meinem Bauch wurde flüssig. Dieser tolle Mann da, nach dem ich mich garantiert umdrehen würde, das war er. Mein Leo. Wir gingen zu seinem Wagen und erzählten gleichzeitig und lachten und küssten uns und der Himmel war glutrot und ich hätte mir eine Zigarette angezündet und das Autofenster einen Spalt geöffnet. Hätte meine Zigarette an den Spalt gehalten um Leos Nichtraucherauto nicht voll zu stinken. Wegen des offenen Spalts wäre die Fahrt recht laut gewesen. Im Winter auch zugig und kalt. Angenommen, Leo hätte Nebenhöhlenprobleme. Hätte ich darauf Rücksicht nehmen können? Hätte ich sie für eingebildet gehalten? Will ich mir nicht vorstellen müssen! Oder wäre das Unterlassen des Rauchens in seinem Wagen mein Liebesbeweis Nummer eins gewesen? Wobei natürlich gerade diese Zigarette eine nicht unbeträchtliche Goldkante zierte ...

Bei Leo zu Hause setzten wir uns auf die Galerie, tranken Tee und unterhielten uns zivilisiert. Mit unseren Sinnen waren wir längst um die Ecke auf dem großen runden Bett. Wir hatten uns lange nicht gesehen. Wir genossen es zu warten. Uns vertraut zu machen miteinander. Während Leo mir eine zweite Tasse Tee einschenkte, fragte ich mich, ob ich dieses Spiel des Wartens vielleicht eingeführt hatte, weil ich dabei rauchen konnte. Es war sehr schön anzukommen, sich zu unterhalten – und zu rauchen. Beim Sex wäre mir dies nicht gelungen, beziehungsweise wenn es mir gelungen wäre, hätte ich gerne darauf verzichtet. Auf den Sex. Wenn nun, dachte ich, das Rauchen mir dabei hilft, mir die Zeit zu nehmen, die ich brauche, mir dabei hilft, anzukommen, mir dabei hilft, vertraut zu werden. Andererseits: Wenn ich nicht rauchen müsste, hätte ich Leo schon viel öfter küssen können. So musste ich zwischendurch Kaugummis essen, um meinen Atem zu erfrischen und, bevor wir nun aber wirklich um die Ecke schmusten, meinen Kaugummi loswerden.

Später ging Leo in die Küche, um das Essen vorzubereiten.
»Ich helfe dir«, sagte ich.
»Nein, ich mach das schon«, wehrte er ab. Einen Sekundenbruchteil schien er verwirrt. Ich glaubte zu wissen, warum. Nie hatte ich ihm beim Kochen geholfen. Ich blieb auf dem Bett liegen, genoss die Schwarzweißfilm-Aussicht über die Stadt und in den Himmel – und rauchte natürlich. Deswegen konnte ich ihm ja nicht helfen. Ich musste rauchen und mir Gedanken machen. Sehr wichtiges Zeug musste ich denken. Zum Beispiel, dass ich bei Leo war. Und dass ich früher nicht bei Leo war. Ohne Zigarette hätte ich vielleicht gar nicht gewusst, wo ich mich befand, hätte mich verirrt und nie, nie mehr nach Hause gefunden?

Leo wusste nicht, was ihn an meiner Anwesenheit in der Küche durcheinander brachte. Er lachte viel und ließ sich gerne stören und küssen und kosen. Und das alles konnte ich tun, weil ich sogar ohne Zigaretten wusste, wo ich war. Es war viel schöner, als oben auf dem Bett zu liegen und dem Rauch nachzustarren und darüber nachzudenken, dass ich glücklich war. Unten in der Küche spürte ich es. Überall. Und ich nahm Leo in mir auf. Nach dem Essen konnte ich Leo weiterstreicheln und küssen, meine Hände waren frei, mein Mund war frei, nirgends steckte eine Stange, die stank. Ich musste auch nicht eine halbe Stunde sitzen bleiben, um zwei bis drei Zigaretten zu rauchen und Kaffee zu trinken, weil das Essen so besonders gut gewesen war. Ich konnte sofort nach dem Essen aufstehen. Genauso konnte ich sitzen bleiben. Der Kaffee war gar nicht mehr wichtig, weil ich ohne mein Ritual – Kaffee und Zigarette – zu leben gelernt hatte. Ich hatte insgeheim ein bisschen Angst, Kaffee zu trinken, damit die Gier nach einer Zigarette anzufachen, die ich bis jetzt nicht verspürt hatte, ganz erfüllt von Leo.

»Keinen Kaffee?«, fragte Leo erstaunt.

»Später«, blies ich in die Glut in Leos Augen. Ich brauchte keine Atempause, keine Rauchpause nach dem Essen und vor dem Essen und nach dem Sex und vor dem Sex und nach dem Sport und vor dem Sport und nach dem Fliegen und vor dem Fliegen und nach dem Arbeiten und vor dem Arbeiten und nach dem Autofahren und vor dem Autofahren und beim Autofahren. Ich war immer da.

Mona

hatte schon oft versucht, sich das Rauchen abzugewöhnen. So oft, dass sie gar nicht sagen wollte, wie oft – bis sie es dann doch geschafft hat. Mona sagt, das Geheimnis liegt in dem Wort Verzicht. Bei ihren gescheiterten Versuchen glaubte sie immer, sie würde auf etwas verzichten, indem sie nicht mehr rauchte. Aber solange sie verzichtete, war sie unfrei. Erst wenn es nichts gab, worauf sie verzichtete, beziehungsweise wenn sie den Verzicht in einen Gewinn verwandeln konnte, würde sie frei sein.

Mona wollte nicht auf Zigaretten verzichten. Mona wollte darauf verzichten, wie ein voller Aschenbecher zu riechen. Und so sagte sie sich die verwandelten Verzichtsätze täglich immer wieder vor.

Ich verzichte auf das Gefühl, in mir drin ist alles schwarz und verteert.

Ich verzichte auf die Kurzatmigkeit einer Asthmatikerin.

Ich verzichte auf den bräunlichen Belag auf meinen schönen Zähnen.

Ich verzichte auf den Ascheteint in meinem Gesicht.
Ich verzichte auf die Angst, mich selbst krank zu machen.
Ich verzichte auf Krankheiten.
Ich verzichte auf einen frühen Tod.

Für Mona war dies das Schlüsselerlebnis: Sie brauchte nicht zu rauchen, um sich als ganzer Mensch zu fühlen. Sie war ein ganzer Mensch – ohne zu rauchen. Erst recht ohne zu rauchen.

Der achte Tag

Ich wachte auf mit einem Riesenhunger und wollte nicht im Bett bleiben und schmusen, sondern sofort frühstücken. Leo lachte. Es kam ihm nicht in den Sinn, das ungewöhnlich zu finden. Er fragte nicht, warum ich solchen Hunger hatte, sondern kümmerte sich um das Frühstück. Es war ihm noch immer nicht aufgefallen, dass ich nicht rauchte. Die nächsten paar Stunden rechnete ich auch nicht damit, denn vormittags hatte ich nie geraucht. Nach dem Frühstück lagen wir im Bett und da fiel es ihm erst recht nicht auf. Ich wertete diese Unaufmerksamkeit nicht als Gleichgültigkeit, sondern als Zeichen, dass es Leo wirklich nicht gestört hatte, als ich rauchte. Sonst hätte er vielleicht insgeheim meine Zigaretten gezählt, sich innerlich ereifert, dass ich schon wieder rauchte, oder festgestellt, dass ich beim Spazierengehen immer nur in Cafés einkehren wollte, weil ich beim Gehen so ungern rauchte. Seine so genannte Unaufmerksamkeit zeigte mir, dass er mich genommen hatte, wie ich war. Das half mir, nicht zu rauchen. Denn mit einem Partner, der bei jeder Zigarette die Augen verdreht hätte – ob nun sichtbar oder spürbar –, der mir neben den Frühstücksteller akkurat ausgeschnittene Zeitungsartikel über Beinamputationen und Lungentransplantationen gelegt hätte und auch nicht davor zurückgeschreckt wäre, mich als süchtig zu bezeichnen, hätte ich selbst bei Raucherhusten der Stärke 10 auf der nach oben geschlossenen Richterskala niemals den Versuch unternommen, es sein zu lassen. Vermutlich hätte es mich auch nicht überzeugt, wenn mein Partner in liebevollstem Ansinnen zum Ausdruck gebracht hätte, wie sehr ihm an mir liege und wie inniglichst er sich wünsche, ich müsste nicht acht Jahre früher sterben als er. Angenommen, dieser liebevolle Partner und ich wären gleichaltrig, hätte ich dies garantiert als Unverschämtheit empfunden, denn damit verschleierte er ja nur seinen patriarchalen Besitzanspruch – ob nun bewusst oder unbewusst, sei dahingestellt: Da Frauen statistisch behauptet acht Jahre länger leben als Männer, würde ich dann genauso früh wie dieser gleichaltrige Nichtraucher sterben! Kann sein, dass es Frauen gibt, die das erstrebenswert finden und deshalb gerne rauchen. Vielleicht möchten sie im Alter nicht alleine sein. Ist ja auch nicht schön, wenn man sich daran gewöhnt hat, dass die Klobrille immer nach oben geklappt ist. Aber es gibt auch andere Frauen die gerne – oder erst recht – acht Jahre leben wollen.

»Was möchtest du heute unternehmen?«, fragte Leo gegen Mittag, als wir es endlich geschafft hatten, das Bett vorübergehend zu verlassen – wir hatten uns lange nicht gesehen, gespürt.

Rauchen, dachte ich. »In der Stadt bummeln«, sagte ich.

»Was Bestimmtes?«

»Ich muss in einen Buchladen.«

»Was suchst du?«

»Sag ich nicht«, sagte ich.

Leo wollte etwas erwidern, winkte dann aber ab und ich wusste, er glaubte, ich würde es nicht sagen, weil er demnächst Geburtstag hatte. Merksatz: Ein bevorstehender Geburtstag ist ein hervorragendes Alibi für alles Mögliche.

Wenn ich noch Raucherin gewesen wäre, hätte ich vor dem Verlassen der Wohnung eine Zigarette ge(b)raucht, um Entzugserscheinungen vorzubeugen. Mein Nikotinspiegel drohte zu erblinden. Also schnell eine Zigarette geraucht, um das Schlimmste zu verhindern. Und obwohl ich stets gewusst habe, dass mir diese Zigarette den Kreislauf zusammenstauchen würde, war das nicht so schlimm wie das andere Schlimme, das unaussprechlich Schlimme, nicht darüber nachdenken, ziehen. Meine Kreislaufprobleme rührten zum einen daher, dass das Klima in Leos Stadt sich sehr von dem auf meinem Land unterscheidet. Zum anderen hatte ich zu wenig geschlafen. Anscheinend stand ich etwas unschlüssig im Raum, denn Leo fragte: »Hast du alles?«

»Ja«, erwiderte ich. »Ich bin komplett.«

»Warum lachst du?«, fragte Leo. Mein Heiterkeitsausbruch stand in keinem Verhältnis zur aktuellen Situation. Offensichtlich war nichts vorgefallen. Doch in Wirklichkeit war eine Menge vorgefallen.

»Nur so«, sagte ich, »weil das Leben schön ist!«

Leo streichelte zärtlich meine Wange. Sofort vergaß ich die Lust auf eine Zigarette. Ich erinnerte mich, dass ich bei Leo oft keine Lust gehabt hatte, vor dem Verlassen der Wohnung zu rauchen, und dennoch geraucht hatte, weil ich nicht in der Lage war, beim Gehen befriedigend zu rauchen. Irgendein Defekt in meiner Feinmotorik. Ich benahm mich also ungefähr so, wie man vor dem Kino doch noch mal aufs Klo geht, auch wenn man nicht unbedingt muss, aber es könnte ja sein – und dann wäre es unpassend.

Ich rauchte nicht und es fiel Leo nicht auf. In der größten Buchhandlung der Stadt verschwand er in der Musikabteilung, ich ging einen Stock höher und schaute mich bei den Ratgebern nach Literatur zum Thema Nichtrauchen um. Ich wollte nur das Buch von Allen Carr, das mir meine Freundin Helga vor vielen Jahren geschenkt und das ich längst weiterverschenkt hatte. Helga hatte mir damals das Buch in die Hände gedrückt und mit heiserer Stimme geflüstert: »Ich kann es nicht lesen. Mein Nachbar hat sechzig geraucht. Reval. Nach dem Buch hat er aufgehört. Und er ist kein Einzelfall.«

»Aber das ist doch wunderbar!«

»Findest du? Ich finde das abschreckend.«

»Verstehe«, nickte ich. »Und warum gibst du mir das Buch?«

»Ich dachte, du willst aufhören.«

»Ich?«

»Na ja, es ist einfach gesünder«, beendete Helga das Gespräch. – Im Übrigen stand sie mir nicht so nahe, dass sie meine über ihre Gesundheit stellte.

Ich fand Helga Besorgnis erregend hysterisch. Was war ein Buch schon! Vor einem Buch brauchte man doch keine Angst zu haben! Die nächsten paar Monate lagerte das Buch in meiner Tasche. Beim Suchen von Kleinutensilien, wobei ich fast jedes Mal die Tasche komplett auskippen musste und fluchend schwor, ich würde mir eine neue zulegen – was ich bis heute nicht getan habe –, kam es gelegentlich vor, dass andere das Buch aus dem Stapel zogen. Viele kannten es und berichteten von Wundern. Anscheinend wusste jeder jemanden, der mit dem Buch von Allen Carr aufgehört hatte. Damals fragte ich noch nicht »Wie lange?«, eine Frage, die zu stellen mir in Bezug auf Allen Carr dringlich empfohlen worden war, sondern betrachtete das Buch mit zunehmender Skepsis, um nicht zu gestehen: Es war mir unheimlich. Als ich es endlich zu lesen begann, war es Januar und im September war ich immer noch nicht über die Hälfte gekommen. Es soll Menschen geben, die lesen von diesem Buch gerade mal ein Wort am Tag, denn am Anfang des Buches erscheint es nahe liegend, dass man nicht mehr rauchen kann, wenn man es zu Ende gelesen hat. Mein damaliger Freund hatte einen regelrechten Sport daraus gemacht, mich damit aufzuziehen, wann ich – die sagenumwobene Schnellleserin, die Bücher vertilgt wie andere Zigaretten – dieses Buch endlich zu Ende gelesen hätte. Kann sein, ich habe die letzte Seite nie gelesen, wahrscheinlich konnte ich sie gar nicht lesen, weil ich das Buch dann bedauerlicherweise verschenken musste. Nun aber kaufte ich es mir. Und einen Ratgeber, sehr medizinisch aufgemacht. Ich ließ die Bücher verpacken, damit Leo nicht zufällig die Titel sehen würde, und holte ihn bei den CDs ab. Als Raucherin hätte ich jetzt gerne einen Kaffee getrunken, um zu rauchen. Als Nichtraucherin gingen wir weiter spazieren. Leo fragte nicht, was ich gekauft hatte. Zu Hause kochte er Kaffee und ich hätte normalerweise schon wieder geraucht. Ich rauchte nicht. Dann waren wir müde vom Stadtbummel und dann war es schon Zeit fürs Abendessen. Leo stand auf, ich blieb auf dem Bett liegen. Ich rauchte nicht. Ich wollte wissen, ob ich auch ohne zu rauchen auf dem Bett liegen bleiben konnte. Ja. Es fehlte mir auch gar nichts. Na ja. Ein bisschen. Wäre schön, jetzt mit einer Zigarette da oben auf der Galerie zu liegen, die Lichter der Stadt flirren zu sehen, von unten die Musik und Geräusche aus der Küche, vielleicht mal Leos Stimme »Geht's dir gut da oben?« ... aber das alles war auch ohne Zigarette da. Ganz genauso. Vielleicht sogar noch mehr, weil ich mehr da war. Zu rauchen bedeutete für mich auch immer, einen Schritt zurückgehen. Aus einer Situation herausgehen. Mich zurücknehmen. Etwas beobachten. Rückzug. Nun war ich da. Viel mehr da.

Ich stieg die Wendeltreppe hinunter. Leo deckte den Tisch, stockte, schaute auf den Tisch, als winde sich dort eine Federboa, schaute mich an, stockte erneut, fragte: »Der Aschenbecher fehlt! Kann das sein, dass du – seit du da bist – noch gar keine Zigarette geraucht hast?«

»Ja«, sagte ich und es gelang mir tatsächlich, völlig beiläufig zu klingen.

Leos Gesicht war ein einziges großes Staunen. Ich konnte genau sehen, dass es ihm buchstäblich die Sprache verschlug. Und Freude. Riesengroße Freude konnte ich sehen. So wagte ich es. Ich legte mich fest: »Ich rauche nicht mehr!«

Leo sprang auf mich zu, riss mich an sich und wirbelte mich durch die Wohnung.

Rosemarie

Immer, wenn sie die Lust auf eine Zigarette überkam, dachte sie ihren Satz. Es war nur ein Satz. Aber er war ihr Mantra:
Ich habe keinen Vorteil, wenn ich rauche.

Manchmal musste sie ihn in seinen Umkehrschluss drehen:
Ich habe nur Nachteile, wenn ich rauche.

Einmal am Tag steckte sie das Geld, das sie verraucht hätte, in ein Sparschwein. Diese Gewohnheit behielt sie über Jahre bei. Vieles kaufte sie sich von ihrem Rauchgeld, wie sie es nannte. Ihre erste Anschaffung als Nichtraucherin war ein Toaster.

Der neunte Tag

Und wieder saß ich in einer Abflughalle, andere Stadt, doch wieder Zonen, Raucher und Nichtraucher, und Leos Geruch in meinem Haar, auf meiner Haut, fast noch das Gefühl seiner Hände in meinen, seine brennend braunen Beduinenaugen ... gleich würde der Flug aufgerufen, gleich würde ich einsteigen und mich freiwillig durch die Luft abtransportieren lassen, ein paar hundert Kilometer. Und es gab keine Zigaretten mehr, die mich trösteten. Keine Zigaretten, die mir halfen, nach Hause zu finden. Keine Zigaretten, die mir das Wunder eines Wochenendes nachzuspüren halfen. Keine Zigaretten, die mir sagten, wer ich war, mir einen Namen gaben und einen Platz auf dieser Welt. Ich war ohne meine kleinen Tröster. Ich brauchte sie nicht. Das hatte ich nur vergessen. Jahrzehntelang vergessen.

Um drei Minuten verpasste ich eine S-Bahn und ärgerte mich. Als Raucherin wäre mir dies willkommen gewesen, hätte ich mir eine angezündet und den Tagen und Nächten mit Leo nachgesinnt. Ohne Zigarette machte das Nachsinnen keinen Spaß. Ohne Zigarette fragte ich mich, ob ich überhaupt bei Leo gewesen war.

Neun Tage. Seit neun Tagen rauchte ich nicht mehr. Ich hätte zu gern gewusst, wie das wäre: zu rauchen. Einmal ...

Wenn du jetzt ja sagst, sagte ich mir, sagst du nicht einmal ja, sondern viele Male ja. Die Entscheidung für eine Zigarette bedeutet, mich zu entscheiden für alle Zigaretten.

Ich stieg in die S-Bahn und schaute aus dem Fenster und näherte mich der großen Stadt und rauchte nicht, obwohl es sich gerade vor, während, nach Abschieden unbedingt gehört zu rauchen, nicht nur bei den kleinen Abschieden, auch bei dem ganz großen, letzten Abschied haben Helden keinen anderen Wunsch als eine Zigarette, und eine Heldin war ich doch und was für eine, hatte schon neun Tage nicht geraucht. Und würde auch weiterhin nicht rauchen. Was sollte dieser Schwächeanfall jetzt. Kam wahrscheinlich, weil ich übernächtigt war. Allein der Gedanke – nein danke. Ich konnte mir gut vorstellen, eine Zigarette zu rauchen – wollte aber nichts mit dem ekelhaften Geschmack zu tun haben. In meinem Zustand würde das als Hau-den-Lukas auf meinen Kreislauf wirken. Ich war müde. Sehr. Solche Zigaretten hatten nie und nimmer eine Goldkante. Rauchen ja. Schmecken nein.

Ich brauchte keine Angst zu haben, mein Gesicht zu verlieren. Dies waren Leos letzte Worte gewesen: Ich liebe dich. Ob du rauchst oder nicht rauchst. Ich liebe dich. Wenn du rauchen möchtest, dann tu es. Ich freue mich, wenn du es bleiben lässt. Aber tu es, wenn du möchtest, und fühle dich, wie sonst auch, völlig unabhängig von mir.

Als ich durch die Gepäckkontrolle in jenen Bereich gegangen war, wohin Leo mich nicht begleiten konnte, hatte ich gedacht: doch. Mein Nichtrauchen hatte mit Leo zu tun. Sehr viel. Er hatte auch einmal geraucht und aufgehört. Glücklich aufgehört ... Und wie er sich gefreut hatte, als er es endlich merkte ... – diese große leuchtende Freude. War das nicht wunderbar! Ich rauchte nicht. Leo rauchte nicht. Wir waren ein Nichtraucherpaar. Wahnsinn!!!

Siegfried

Siegfried war siebenunddreißig und es war ein grauer Sonntag im November und Siegfried suchte seine Pfeife. Erst eine, dann alle. Sie waren weg. Wie vom Erdboden verschluckt. Das ganze schöne Set. Und der Tabaksbeutel. Und der Ersatztabak. Und alle seine Rauchutensilien. Die Reiniger, der Stopfer, weg, weg, weg.

»Kinder«, erscholl sein Ruf.

»Ja, Papa?«, standen ihm die drei mit Gesichtern gegenüber, die vor gutem Gewissen förmlich fieberten.

»Wo sind meine Pfeifen?«

Die Älteste zuckte mit den Schultern und die Jüngeren machten es nach.

»Wo sind meine Pfeifen?«

»Weiß nicht«, sagte die Mittlere.

»Wir haben sie nicht versteckt«, sagte die Jüngste und es klang ohrenbetäubend einstudiert.

Die Älteste fügte hinzu. »Rauchen ist sehr ungesund, Papa.«

»Man kann Krebs davon kriegen«, erklärte die Mittlere.

»Und dann muss man sterben«, vollendete die Kleinste.

Siegfried wusste genau, was hier gespielt wurde. Irgendwie fand er es rührend. Aber irgendwie hatte er jetzt verdammte Lust auf seine Pfeife. »Wo sind meine Pfeifen?«, fragte er in sehr ungehaltenem Tonfall.

Die drei vor ihm zuckten zusammen. Die Ältere nahm sichtlich allen Mut zusammen: »Weiß nicht.«

Siegfried sprang auf und donnerte: »Ich will meine Pfeifen haben! Sofort! Ich lasse mir von euch doch nicht vorschreiben, ob ich rauche! Das ist ja der Gipfel! Her mit den Pfeifen! Auf der Stelle! Sonst setzt's was!«

Die drei stoben auseinander. Im Kinderzimmer fiel etwas um, dann noch etwas und dann schleppten sie mit hochroten Gesichtern eine Kiste mit Legosteinen an, kippten sie aus – und ganz zum Schluss purzelten Pfeifen, Tabak und alles andere auf den Teppich.

»Na also«, brummte Siegfried. Als die Kinder draußen waren, stopfte er sich eine Pfeife. »So was«, murmelte er. Und dann sah er die Augen seiner Kinder vor sich. Sechsmal Blau. Sehr blau. Wie sie ihn angesehen hatten. Zuerst fröhlich, dann eingeschüchtert. Er hatte ihnen Angst gemacht. Er war laut geworden. Sehr laut. Das war nicht seine Art. Es war ihm passiert, weil er ... süchtig war. Was hatten sie schon gewollt? Ihren Papa wollten sie behalten. So lange wie möglich. Ihren Papa behalten. Darauf sollten sie ein Recht haben. Alle Kinder der Welt sollten darauf ein Recht haben. Siegfried legte die Pfeife weg.

»Alle Kinder zu mir!«, rief er sie so, wie er sie stets zum Spielen rief.

Da reihten sie sich wieder auf vor ihm. Er schaute sie nacheinander an und dann verharrte sein Blick bei seiner Ältesten, seiner insgeheim Liebsten. »Du hast Recht«, sagte er zu ihr, wandte sich auch an die beiden Kleineren. »Rauchen ist ungesund. Ich danke euch dafür, dass ihr mir das so deutlich gezeigt habt. Es war nicht richtig, dass ihr meine Pfeifen versteckt habt, denn sie gehören mir und so was tut man nicht. Trotzdem hat mich eure Tat nachdenklich gestimmt und ich habe beschlossen, nicht mehr zu ...«

Da hingen sie schon an seinem Hals. Alle drei. Und küssten und zwickten ihn und zerrauften ihm die Haare. Und während Siegfried so tat, als wäre ihm das gar nicht recht, so tat, als würde er sich diese Liebesbezeugungen nur mit größtem Widerwillen gefallen lassen, hoffte er inbrünstig, er würde sich daran erinnern – immer, wenn er es nötig hätte.

In der zweiten Woche

Jedes Mal, wenn ich die beiden bei Leo erstandenen Bücher zum Thema zur Hand nahm, überkam mich große Lust zu rauchen. Während es bei Allen Carr erlaubt ist, beim Lesen zu rauchen – er fordert sogar dazu auf, bis zum Ende des Buches, dann ist Schluss damit, weshalb viele ein Leben lang für dieses Buch brauchen – war mein zweites Buch ein nie endender, alles andere als unterhaltsamer Trauermarsch verschiedener Krebsarten. Das schreckte mich nicht ab. Jetzt gemütlich auf dem Sofa fläzen, eine ziehen, anzünden, ziehen – und voll Wonne lesen. Ich war normalerweise eine fügsame Patientin und unterwarf mich jedem Ratgeber kritiklos. Diesmal reagierte ich atypisch. Anstatt von Übelkeit geschüttelt zu werden, schüttelte mich die Gier nach einer Zigarette und ich warf die Bücher in die Ecke. Und schon wieder war ich müde. Ich ging ein bis zwei Stunden früher ins Bett als zu meiner Zeit als Raucherin. Und ich stand zwei bis drei Stunden früher auf. Mein Rhythmus hatte sich verändert.

»Du entgiftest«, sagte meine Freundin Lola, die seit Monaten aktiv, wie sie es nannte, entgiftete. Zuerst hatte sie mit dem Alkohol aufgehört – sie hatte selten etwas getrunken, aber auch das war ihr zu viel –, dann mit dem Fleischessen. Tabletten nahm sie schon lange keine mehr. Dann hatte sie zu rauchen aufgehört. Der Hautausschlag, den sie seit Wochen mit sich herumtrug, wurde davon nicht besser. »Das sind alles Entgiftungserscheinungen«, sagte Lola und weckte damit bei niemandem auch nur den geringsten Nachahmungstrieb. Doch Lola verzichtete weiter. Als ich sie traf, erschrak ich, so fleckig war ihr Gesicht, Hals, Dekolletee, alles voller brennend roter Flecken.

»Das kommt vom Kaffee«, erklärte Lola. Verständnislos starrte ich sie an.

»Ich trinke keinen Kaffee mehr. Das sind Entgiftungserscheinungen.«

»Jetzt trinkst du auch keinen Kaffee mehr!«, rief ich von Entsetzen und Bewunderung gleichermaßen ergriffen.

»Da siehst du mal, wie giftig der ist«, sagte Lola.

»Aber dann hast du es geschafft, oder? Das ist dann das Letzte?«

»Nein«, sagte Lola.

»Ja, was willst du dir denn noch abgewöhnen!«, rief ich und hörte die atemlose Panik in meiner Stimme.

»Schokolade. Überhaupt alles Süße«, sagte Lola und mir wurde schwindlig.

»Dann hast du ja gar keinen Spaß mehr am Leben!«, rief ich.

»Dann fängt der Spaß erst an«, sagte Lola. »Dann bin ich nämlich rein.«

Am nächsten Tag rief Lola mich an. Sie war nun doch bei einer Hautärztin gewesen. Denn das, was ich gesehen habe, sei ja nur die Spitze des Eisbergs – sie sei schließlich angekleidet gewesen. Nun habe sie von der Ärztin erfahren, dass dieser den ganzen Körper bedeckende, nässende und juckende Ausschlag keine Entgiftungserscheinung sei, sondern eine allergische Reaktion auf die Vitamintabletten, die ihr eine befreundete Heilpraktikerin zu nehmen geraten hatte, um den Fleischverzicht auszugleichen, was im Übrigen gar nicht nötig sei, da Menschen kein Fleisch brauchten.

Ich selbst konnte mit keinen Vergiftungserscheinungen brillieren. Ich hatte keine Erkältung vorzuweisen, nicht mal einen Schnupfen, der signalisierte, wie intensiv mein Körper sich der Reinigung widmete. In meinem Leben hatte sich überhaupt nichts – und alles – verändert. Ich rauchte nicht mehr.

Ich trank etwas weniger Kaffee. Ich trieb etwas mehr Sport. Ich aß etwas mehr Obst, und zwar einen Apfel täglich. Ich hatte nicht zugenommen. Kein Gramm. Das würde mir also nicht als Begründung für einen Wiedereinstieg dienen. Kilos als Begründung konnte ich mir sowieso nicht leisten. Bei meinem humanistisch-egozentrisch-kulturellen Background war das unvorstellbar! Ich müsste Leo heranziehen: Mein Geliebter mag mich nicht mehr, seit ich zugenommen habe. Nein. Nein, das war unmöglich. Mit solchen Charakterfehlern pflegte ich keinen Verkehr. Also besser: Mein Geliebter findet mich nicht mehr so attraktiv, seit ich ... Auch nicht der Hit. Passte überhaupt nicht zu meiner politischen Einstellung. Mein Geliebter begehrt mich nicht mehr, seit ich ... Na ja. Eher noch: Begehrt mich nur noch dreimal täglich, seit ich ..., doch das war ebenfalls lächerlich. Es war schon seit Jahren out, mit der Potenz der Männer zu protzen. Impotente Männer waren auch out. Waren die jemals in – außer in Männermagazinen? Ich war gar nicht auf dem Laufenden, fiel mir so ganz nebenbei auf. Es musste doch auch eine altruistische Art geben, irgendetwas Kosmisch-Liebendes, und da war es schon: Mein Geliebter hat ein Mutterproblem, und wenn ich in die Breite gehe, dann konfrontiere ich ihn zu stark damit, er ist nun mal sehr sensibel und ... Obwohl ... sensibel ... gut und schön. Aber die Grenze zwischen Dünnbrettbohrern und Kaltduschern musste gewahrt bleiben. Im dritten Jahrtausend haben es Frauen wahrlich nicht leicht. Müssen alles alleine managen. Es ist zuweilen ganz schön anstrengend, für die eigene Biografie verantwortlich zu sein! Und trotzdem war ich meistens gut gelaunt. Überdurchschnittlich gut gelaunt sogar – obwohl ich mehrmals täglich mit Rauchgelüsten zu kämpfen hatte. Meistens nach dem Essen. Dann musste ich etwas tun. Schnell. Egal, was. Abwaschen oder Altpapier zusammenschichten oder Spiegel putzen – am besten, ich bewegte mich, bis die Attacke abklang, weiterzog, in der Ferne verschwand – wo sie sich erneut formierte. Aber bis dahin hatte ich Ruhe. Und konnte zum Beispiel arbeiten. Auch dies wäre kein Grund,

mich als Wiedereinsteigerin bedauern zu lassen. Ich war in der Lage
zu arbeiten. Ich würde der Gesellschaft nicht zur Last fallen als Nichtraucherin. Ich bedurfte keiner sozialen Unterstützung, weil ich auch
ohne Nikotin voll einsatzfähig war. Allerdings dauerte es eine unübli-
che Weile, bis ich konzentriert arbeiten konnte. Ich musste aufspringen und noch schnell Blumen gießen und ein Telefonat führen und so
ging es eine Viertelstunde, ehe ich wirklich am Schreibtisch blieb, ehe
sich die geheimen Pforten öffneten und ich eintrat in das Reich der
Wörter. Meine Arbeit zeigte die gewohnte Souveränität, was mich mit
großer Dankbarkeit erfüllte. Ich hatte gelesen, JournalistInnen würden zu jenen Berufsgruppen gehören, die glaubten, ohne Zigaretten
seien sie arbeitsunfähig. Ich war zwar keine Journalistin, doch zu deren Zunft zählte ich mich. Und so kannte ich auch die Angst vor dem
Versagen – als Nichtraucherin. Sie war unbegründet. Unbegründet
wie alle Ängste, die ich gehabt hatte. Wenn ich das gewusst hätte,
dachte ich oft, wie viele Jahre früher hätte ich aufhören können. Andererseits gab es so etwas wie den richtigen Zeitpunkt. Nun war mein
richtiger Zeitpunkt. Ich spürte es mit unbeirrbarer Deutlichkeit. Ver-
hehlen möchte ich nicht, dass das Arbeiten weniger Spaß machte.
Dieses Ziehen und Ausblasen und dabei Nachdenken. Das Spiel mit
dem Aschenbecher und das Dem-Rauch-Nachstarren, der sich zu Sätzen bildete, die ich nur noch abzuschreiben brauchte. Dieses Noch-ei-
ne-Anzünden. Dieses Zwischen-den-Fingern-Rollen. Dieses Wich-
tig-und-bedeutsam-Sein. Ohne Zigarette war eine doch nichts wert.
Wer wichtig ist, muss rauchen. Sonst merken es die anderen ja nicht.
Dass da eine ganz besonders wichtig ist. Und natürlich muss sie zu
hören sein. Hustend. Es gibt kein besseres Mittel, um gehört zu werden. Im Kino zum Beispiel. Ein einziger Raucher schafft es spielend,
ein Großraumkino zu sprengen. Ohne Anstrengung! Und er braucht
überhaupt keine Zigarette dazu. Er braucht nur zu husten. Ausdauernd. Tiefbrustig. Auswurfstark. So wie er es eben in jahrelangem
Training erlernt hat. Diese Therapie möchte ich auch jenen ans Herz
legen, die Schwierigkeiten damit haben, sich in den Mittelpunkt zu
stellen. Jeder Mensch steht gerne im Mittelpunkt. Es ist eine Frage
der Sozialisation und der psychischen Konstitution, inwieweit ein

Mensch dazu fähig ist, sich dies erstens einzugestehen und es zweitens auch aktiv auszuleben. Denn es gibt ja immer noch die Möglichkeit des Mittelpunkts um die Ecke. Um das Urteil vorab auszuräumen, dieses Buch diskriminiere Männer ohne Humor, seien an dieser Stelle Ehefrauen berühmter Männer genannt oder Ehefrauen, die sich einbilden, ihre Männer seien berühmt, oder Mütter berühmter oder eingebildet berühmter Söhne. Ferner gibt es den negativen Mittttelpunkt: Man befindet sich im Zentrum des Interesses, doch der Anlass ist kein schöner – man ist entweder krank, und zwar sehr, oder in der Lage, es zu simulieren, oder man verlegt dauernd etwas oder das dritte Haus ist schon abgebrannt, man verliert immer seine Jobs, kommt stets zu spät, wird immer betrogen oder muss immer betrügen und so weiter. Wirklich tragisch am negativen Mittelpunkt ist, dass er sich mit einer kleinen Drehung in einen positiven verwandeln ließe – denn es kann doch auch schön sein, öfter mal umzuziehen, einen Seitensprung zu begehen …

RaucherInnen stinken. Sie haben Feuerzeuge dabei, die zum Teil äußerst unangenehme Geräusche machen. Oder die nicht funktionieren, dann machen sie noch widerwärtigere Geräusche. RaucherInnen müssen dauernd in Taschen kramen, um Zigaretten zu suchen. Während wichtiger Gespräche müssen sie plötzlich aufspringen und den Raum verlassen. Wenn sie wiederkommen, stinken sie erst recht. Sie müssen laut atmen. Entweder dauernd oder nur beim Inhalieren und Ausblasen. Wo sie sind, entsteht Nebel und Gestank. RaucherInnen müssen dauernd mit anderen RaucherInnen tuscheln, weil sie immer irgendetwas zu bemängeln haben oder etwas ausleihen oder andere um Geschenke bitten müssen – ich habe meine Zigaretten liegen lassen, ich habe keine mehr, kann ich bitte eine haben, ich finde mein Feuerzeug nicht. Vor allem müssen sich RaucherInnen zusammenrotten, um sich gegenseitig zu versichern und sich zu vergewissern, dass sie auf der richtigen Seite und die anderen LangweilerInnen sind, deren Öde so erschütternd ist, dass ihnen gar nichts anderes übrig bleibt, als sich von dieser Tristesse abzuwenden. Die Kluft zwischen RaucherInnen und NichtraucherInnen ist unüberbrückbar. Rauchen verbindet. Die sich im Geschlechterkrieg feindlich gegenüberstehenden Fronten finden plötzlich in harmonischer Einheit zusammen. Religiöse Differenzen – die Frage nach dem wirklichen und einzigen, also dem ultimativen und echten, sozusagen authentischen Gott – können sich in Rauch auflösen. Das wussten schon die Indianer mit ihrer Friedenspfeife. Wo Menschen eine Gemeinsamkeit haben, entsteht kein Unfriede. Also wird gemeinsam geraucht. Eine Friedenspfeife, eine Schachtel Zigaretten. Das gemeinschaftliche Rauchen fördert das Zusammengehörigkeitsgefühl. Ohne Feindbild lebt es sich nun mal nicht so bequem. Es ist mittlerweile Mode, Restaurants in Zonen zu unterteilen. Die Raucher- und die Nichtraucherzone. Kürzlich erzählte mir ein Raucher anschaulich von seinem Besuch eines solchen Etablissements, das er nur aufsuchte, weil sein Wagen direkt davor verstarb, nie wäre er sonst in ein solches Lokal gegangen, er sei nicht zu haben für halbe Sachen.

»Ich schwör's dir«, sagte er, »es war als würde das Wort Nicht, das dort für Nichtrauchen steht, bedeuten: Nichtleben. Es saßen in der Nichtraucherzone eigentlich nur Scheintote. Oder wie heißen sie in diesen Geisterheften, die wir als Kinder gelesen haben, du weißt schon, die mit den geweihten Silberkugeln und dem Knoblauch – genau: Untote. In der Nichtraucherzone – ich schwöre es dir – sitzen nur Untote. Leise ist es bei denen. Totenstill fast. Sie haben ziemlich gute Manieren. Ihre Tischtücher – das schwöre ich dir – braucht man nicht zu wechseln. Können gleich die nächsten Nichtraucher mit den weißen Westen Platz nehmen. Ich weiß gar nicht, ob die sich überhaupt etwas zu sagen haben. Ich glaube, dass ihre Wahrnehmung ziemlich abgestumpft ist. Bei den Rauchern dagegen, da geht es zu. Da wird gestikuliert, da fliegt schon mal eine Gabel auf den Boden. Und die Tischdecken, die müsstest du eigentlich zwischen Vorspeise und Hauptspeise und Hauptspeise und Nachspeise auswechseln, so viel Leben ist da. Ich meine das liegt daran, dass Leben ohne Risiko kein Leben ist. Wer dauernd versucht, auf der sicheren Seite zu sein, der ist wirklich untot – ich schwör's dir!«

Diesen Ausführungen hinzufügen möchte ich meine persönliche Beobachtung: RaucherInnen sind wichtige Persönlichkeiten, bedeutende ZeitgenossInnen, das sieht man, das riecht man, darunter leidet man. Das fängt schon in der Keimzelle des Staates an, in der Familie, im Privatleben. Je wichtiger mir ein Mensch ist, desto mehr Macht räume ich ihm ein – desto mehr kann er mich auch leiden lassen.

Erfolgserlebnisse als Nichtraucherin hatte ich keine talkshowverdächtigen, weder glaubte ich, den Marathon zu gewinnen, noch erstrahlte meine Haut in Nektarinensamt. Dafür war Einkaufen überaus erfreulich. An der Kasse zückte ich einen Zwanzigmarkschein, weil ich dachte, so viel kostet es, und dann waren es nur vierzehn Mark. So ging es Tag für Tag. Stets verrechnete ich mich um rund sechs Mark, denn ich rechnete mit meiner Dosis. Außerdem achtete ich nicht mehr darauf, ein Fünfmarkstück als Notgroschen bei mir zu haben. Als ich ausrechnen wollte, wie viel Geld ich bisher gespart hatte, fiel mir auf, dass ich nicht genau sagen konnte, wie viel ich früher geraucht hatte – ich hatte auf mehrere Schachteln Zugriff, wahrscheinlich genau aus diesem Grund. Zigaretten waren teuer. Das war mir nicht entgangen. Aber was ist ein Fünfer schon. Ich hatte es nie erleben müssen, mir diesen Fünfer am Tag nicht leisten zu können. Ich kannte aber welche, die mussten an allen Ecken und Enden sparen, um ihn sich leisten zu können. Pfennigfuchser – aus Leidenschaft oder Not – griffen zu Billigzigaretten. So hip es auch sein mag, bei Aldi einzukaufen, Billigzigaretten riechen nach sozialem Abseits. Wenn ich meinen Konsum mit beschönigenden fünf Mark am Tag ansetzte, machte das hundertvierzig im Monat, aufgerundet zirka zweitausend Mark im Jahr. Und das über Jahre. Zwanzigtausend in zehn Jahren. Vierzigtausend in zwanzig Jahren. Das hübsche Häuschen, das einer immer versprochen wurde, ich längst hätte mein Eigen nennen können, wenn ich nicht rauchen würde, hatte ich mir also noch nicht erraucht, wenigstens nicht in einer Gegend, in der ich leben wollte. Außerdem barg so ein Eigenheim wahrscheinlich mehr Risiken als Nikotin, beziehungsweise halte ich die Kombination Rauchen und Eigenheim für eine todsichere Methode.

Kurz bevor ich mit dem Rauchen aufgehört hatte, hatte mir eine Bekannte eine nikotinfreie Zigarette offeriert. Die Bekannte rauchte zum x-ten Mal nicht mehr und glaubte mit den nikotinfreien Zigaretten endlich die für sie optimale Entwöhnung entdeckt zu haben.

»Ich kann rauchen!«, erzählte sie mir freudestrahlend, »und es ist nicht schädlich.«

Neugierig probierte ich eine von den nikotinfreien. Es war wie ich als Kind gedacht hatte, dass Rauchen wäre: heiße Luft. Man inhalierte heiße Luft und es roch, als würde man in aller Öffentlichkeit kiffen und lautstark verkünden, es handle sich dabei um eine balinesische Kräuterzigarette.

»Also darauf kann ich verzichten«, stellte ich fest.

»Das Gute ist«, sagte meine Bekannte, »man hat was in den Händen. Mein Problem ist nicht das Rauchen. Ist es nie gewesen. Ich weiß schlichtweg nicht, wohin mit meinen Händen.«

»Aber die sind doch trotzdem an dir dran, auch wenn du rauchst!«, widersprach ich.

»Ja schon! Aber mit Zigarette haben sie eine Daseinsberechtigung. Ohne kommen sie mir so nackt vor, so leer. Verstehst du?«

»Ich glaube schon«, sagte ich und überlegte, ob diese Empfindung prinzipiell nur einhändig auftrat, je nach Veranlagung rechts oder links, oder ob es auch das Phänomen einer beidhändigen Nacktheit gab, so wie die Legende auch von besonders treffsicheren Revolverhelden berichtet, die zwei Pistolen trugen, eine rechts und eine links, und gleichzeitig zogen. Es gibt Frauen, die kommen sich ohne Bart nackt vor, es gibt Männer, die kommen sich ohne Lippenstift nackt vor, es gibt Menschen, die kommen sich ohne Autos nackt vor, und Menschen, die kommen sich ohne Ehering, ohne Handy, ohne Mutter nackt vor – also warum sollte sich ein moderner, aufgeschlossener Mensch nicht auch ohne Zigarette nackt vorkommen.

Im Großen und Ganzen ging es mir gut. Sehr gut. Überraschend gut. Oft explosionsartige Schübe von Lebensfreude. Und alles intensiver. Purer. Die Nebel begannen sich zu heben. Ich stellte mir oft vor, wie es mir gehen würde, wenn ich ein Stück weiter auf meinem Weg wäre. Es nervte mich, wenn ich ans Rauchen dachte. Ich dachte weniger daran, als ich tatsächlich Zigaretten geraucht hatte, dennoch hätte ich mir die

Achselhaare einzeln ausreißen können ob dieser Zeitverschwendung. So als würde ich mir darüber Gedanken machen, warum ich nicht zwanzig Zentimeter größer oder kleiner bin. Ich dachte nicht, warum ich keinen größeren oder kleineren Busen habe. Dies zu ändern wäre möglich. Sich eine andere Körpergröße zu wünschen, ist beim derzeitigen Stand der Technik allerdings Zeitverschwendung. Ich bin sehr ungehalten, was einen unachtsamen Umgang mit meiner Zeit angeht.

Als ich mich wieder einmal den in einer Ecke liegenden Büchern zum Thema widmete, entdeckte ich, dass es drei Wochen dauern würde, ehe kein Nikotin mehr im Körper nachweisbar sein würde. Drei Wochen! Da hatte ich ja schon über die Hälfte geschafft! Ich rechnete zurück und vor und stellte fest, dass ich am Tag meiner drei nikotinfreien Wochen einen Zahnarzttermin hatte. Wunderbares Omen! Noch einmal Zahnstein weg und dann nie wieder. Allein das Kapitel Zahnarzt würde an und für sich genügen, nie mehr zu rauchen. Jedes Mal beim Zahnarzt hatte ich gewusst: Ich muss mit dem Rauchen aufhören! Aber dann hatte ich die Praxis verlassen und saß im Auto und musste mich dafür belohnen, den Zahnarzt überstanden zu haben ...

Die anderen

Die anderen interessieren mich nicht, sagte meine Mutter, wenn ich die anderen als Beispiel anführte. Die anderen durften länger wegbleiben, durften auf der Polizeiwiese spielen, durften, durften, durften. Aber sie waren ja die anderen.

Mit dem Rauchen fing ich in einem Alter an, in dem man all seine Kraft darauf verwendet, so zu tun, als interessierten einen die anderen nicht.

RaucherInnen kennen trotzdem immer andere. Eigene Tanten und Onkel oder eben die von anderen, die achtzig und neunzig sind und Kette rauchen. Solche anderen sind Vorbilder. Kein Wunder, wenn die anderen sich weggerafft haben, können sie auch nicht als Vorbild dienen.

Es gibt aber auch andere unter den anderen. Manchmal denke ich an meine Zeit als Fahrschülerin. Ich lerne es nie, glaubte ich den Gesichtszügen meines Fahrlehrers entnehmen zu müssen, die ich auf mich, anstatt auf ihn bezog. An Ampeln bewunderte ich die anderen Verkehrsteilnehmer. Junge, alte, Frauen, Männer, kleine, dicke, große, dünne, bebrillte, glatzköpfige – die ganze Menschheit war vertreten. Und im Besitz dieser Lizenz zum Autofahren. Also würde auch ich als Teil dieser Menschheit dazu imstande sein.

Und genauso war es beim Rauchen. Es gab sehr viele Menschen, die ich persönlich kannte, die einmal geraucht hatten und nun nicht mehr rauchten, und derzeit befand ich mich auf der Reise zu ihnen.

Die Zigarette danach

Die weltberühmte Zigarette danach ... die alles sagt und dabei doch alles verschweigt. Eine Zigarette danach kann es nur geben, wenn es ein Davor gegeben hat, und das Davor verpackte man in Filmen gerne in die Zigarette danach. Nie habe ich in einer Zeitung gelesen, wie viele Kilometer lang die Filmrolle ist, auf der die Zigaretten danach der Filmgeschichte aneinandergereiht geschnitten sind. Oft Großaufnahme. Die verlangt dem Schauspieler, der Schauspielerin alles ab. In der Art und Weise, wie die Zigarette danach geraucht wird, zeigt sich die Qualität des Davor. Sollte sich zeigen. Aus diesem Grund rate ich NichtraucherInnen, Abstand von dem Traum einer Filmkarriere zu nehmen.

Ich selbst habe in den letzten Jahren auch Abstand genommen – von der Zigarette danach. Ich glaube, sie hat mir nie so richtig geschmeckt, aber das kann eine verfälschte Erinnerung sein. In der Jugend gehörte sie dazu, weil Erwachsene das taten, und mit den Zigaretten danach verkürzte man sich die Zeit aufs Davor. In meiner Jugend verkehrte ich meistens mit Männern, die drehten – und das brachte mich oft in einen Gewissenskonflikt. Einer, der Fertig-Zigaretten rauchte, war kein richtiger Mann. Andererseits schmutzte er weniger als ein solcher, der zwar ein richtiger Mann – aber eben auch ein ziemlich krümeliger Charakter war. Der erste Dreher, in den ich mich verliebte, drehte außerhalb des Bettes. Dabei griff er nach seinem von ihm selbst umsichtig vor dem Bett platzierten Tabak und drehte mit weit ausgestreckten Armen irgendwo in der Luft über dem Bettvorleger. Er krümelte nicht, hatte einen überaus wohlgeformten Bizeps und deswegen behielt ich ihn eine Weile.

Im Bett rauchen war mir nie so wichtig und ich fand es nie so schön wie zu schmusen. Eng aneinandergekuschelt zu liegen, sich dies und jenes ins Ohr zu flüstern, zu erzählen, sich zu streicheln, sehr nah. Beim Rauchen musste ich erstens sitzen, zweitens erforderte es Abstand, der wiederum das Kuscheln unmöglich machte, außer man gehört zu den abgeklärten Paaren, für die ein wenig Füßeln schon höchste Intimität bedeutet. Die Zigarette danach sehr spät nachts genossen, war mir keine Freude, weil ich dann noch mal Zähne putzen musste. Mit ungeputzten Zähnen schlief ich nicht gern ein. Nach der Zigarette danach weiterzuschmusen kam mir nicht in den Sinn, da das Rauchen den Atem nicht zu seinem Vorteil verändert. Also musste ich mich entscheiden. Schmusen oder rauchen. Wenn ich liebte, wählte ich Ersteres. Wenn nicht, Letzteres.

Damit ich eine Zigarette danach wirklich genießen konnte, musste es ein Problem geben. Irgendetwas musste in der Luft gelegen, sich beim Sex materialisiert haben und dann besprochen werden. Ausgiebigst! Und dazu musste ich rauchen. Da machte das Rauchen Spaß. Und vor allem: Es half mir dabei, meine Position zu behaupten. Heute bin ich davon überzeugt, dass die Zigarette danach – außer heißer Luft, sprich Show – ein Hilfsmittel ist, sich seiner eigenen Existenz zu versichern und zu vergewissern, dass man selbst es ist, die für sich sorgt. Also eine Art Unabhängigkeitsbeweis. Leider beweist diese Unabhängigkeitsbestrebung das Gegenteil: dass man süchtig ist. Dies gehört zu den Paradoxen rund um das Rauchen. Außerdem: Lieber süchtig nach einer Zigarette als die Gefahr, nur die allergeringste Gefahr, süchtig nach einem Menschen zu sein.

In Anbetracht des männlicherseits drohenden Ohnmachtsanfalls nach vollzogenem Geschlechtsverkehr stellt sich des Weiteren die Frage, ob Männer die Zigarette danach nicht als eine Art Aphrodisiakum benutzen – schlichtweg, um sich nicht durch Einschlafen dem Zorn ihrer Partnerinnen auszusetzen. Ein Mann, der danach rauchen muss – vielleicht sogar noch Zigaretten und/oder Aschenbecher holen, Zigarette drehen muss – wird wach ... im Gegensatz zu einem, der schön behaglich in Dämmergefühle gehüllt vor sich hindöst. Wer es nicht verträgt, soll es doch bitte sein lassen.

Abschließend räume ich ein, mag es Menschen geben, die Sex nur über sich ergehen lassen, um diese legendäre Zigarette danach genießen zu können. Sie ist mehr als ein Symbol, mehr als Rauchzeichen zur sexuellen Befreiung, ist Kult.

Petra und Peter

Montag ist ein trauriger Tag, das Wochenende ist vorbei. Nach dem Frühstück rauchen Petra und Peter noch eine letzte Zigarette zusammen – dann steigen sie in ihre Autos und fahren in verschiedene Richtungen. Sie hören den gleichen Radiosender beim Fahren, doch hören sie nicht zu, sondern sinnen dem Wochenende nach und rauchen. Vormittags im Job raucht Petra mehr als Peter, sie sitzt im Büro, da kann sie eine nach der anderen anstecken, weil sie erstens sowieso wenig zu tun und zweitens meistens mindestens eine Hand frei hat, während Peter mit den Händen werkt, rauchempfindliche Augen hat und deshalb nur in seinen Pausen raucht: vormittags eine, mittags zwei, nachmittags noch mal eine. Als Peter Petra anruft, raucht er eine außer Plan, eigentlich ist er unterwegs, Material zu besorgen. Als Petra Peters Stimme hört, zündet sie sich ebenfalls sofort eine neue Zigarette an, obwohl sie gerade erst eine ausgedrückt hat. Als Peters Zigarette fast bis zum Filter aufgeraucht ist, beendet er das Telefonat. Petra zündet sich noch eine an, um das Telefonat im Nachhinein noch mal so richtig zu genießen.

Im dritten Stock ihrer Firma arbeiten mehr NichtraucherInnen als RaucherInnen, dort darf nur am Flur geraucht werden. Noch nie ist jemand auf die Idee gekommen zusammenzuzählen, wie viele Minuten täglich bezahlt verraucht werden. Pro MitarbeiterIn mindestens eine Zigarette pro Stunde – und zwar zirka zehn Minuten lang, man unterhält sich mit anderen, aus manch einer Zigarette werden zwei – macht bei acht Stunden Arbeitszeit großzügige eineinhalb Stunden Rauchpause.

Petra und Peter haben Kollegen, die ihnen Zigaretten anbieten und damit das Arbeitsklima verbessern: Rauchen wir doch eine zusammen. Das ist natürlich nicht wörtlich zu nehmen; es wird nicht eine geteilt, sondern die TeilnehmerInnen hängen an ihren eigenen Zigaretten.

Beim Heimfahren im Stau rauchen Petra und Peter je zwei, weil Stau nervös macht. Zu Hause rauchen sie erst mal eine, weil sie jetzt da sind. Dann duschen sie und rauchen eine, weil sie jetzt frisch und sauber sind. Dann bereiten sie Essen zu und rauchen dabei eine, weil das einfach zum Kochen dazugehört, und nach dem Essen sowieso. Dann gibt es Espresso und dazu wird eine geraucht – und dann sind sie entspannt und gut drauf und freuen sich auf den Abend.

Peter zündet sich eine Zigarette an und ruft Petra an. Petra geht ans Telefon, zündet sich eine Zigarette an und verabredet mit Peter, dass sie sich in einer Stunde an der Eisdiele treffen. Peter nimmt eine Cassette auf, dabei raucht er zwei Zigaretten, damit er die richtigen Stücke aneinander reiht. Petra sortiert Urlaubsfotos, dabei raucht sie auch zwei, denn der Urlaub war besonders schön, dann treffen sie sich an der Eisdiele. Im Auto haben sie beide geraucht. Bevor sie etwas bestellen, rauchen sie erst mal eine. Nach den Eisbechern rauchen sie zwei. Dann gehen sie durch das historische Städtchen und verweilen an einer romantischen Stelle. Die Luft ist lau, der Mond ist voll und sie sitzen auf einer Parkbank und rauchen und sind glücklich. Jeder mit sich und seiner Zigarette. Sehr, sehr glücklich. Mit zwei Autos fahren sie zu Petra, beim Autofahren rauchen sie beide eine, bei Petra rauchen sie noch eine, ehe sie ins Bett gehen.

Sie sind sehr verliebt ineinander und denken nicht ans Schlafen, obwohl es schon spät ist. Danach tastet Peter – ohne zu sprechen – nach seinen Zigaretten. Er braucht nicht zu fragen. Er kennt Petra. Er liebt sie. Er weiß, was sie jetzt will. Er weiß, was sie braucht. Es ist dasselbe, was er auch braucht. Auch deshalb ist Petra seine Traumfrau. Peter zündet zwei an. Ihre Beine berühren sich, ihre Schultern auch. Jeder hält seine Zigarette in der Hand. Das Leben ist schön.

In der dritten Woche

Ich traute es mir zu, einen größeren Auftrag anzunehmen. Ich konnte es. Ohne Zigaretten. Wenn ich frühmorgens am Schreibtisch saß, erfüllte es mich mit unendlicher Erleichterung, dass ich nicht rauchen musste. Mir blieb wenig Zeit, den Auftrag fertig zu stellen – und in einer solchen Ausnahmesituation hätte ich eine Ausnahme gemacht, heißt: vormittags schon geraucht. Immer wieder merkte ich: Ich habe gar nicht an Zigaretten gedacht. Ich war so beschäftigt, dass sich keine Gelegenheit ergab, durch irgendwelche Falltüren zu rasseln. Und schon wieder war ein Tag vorbei. Ein Tag, der mich der Freiheit näher brachte. Jede Stunde ohne Zigarette sprengte ich eine Fessel, manchmal sogar Ketten, die ich einst geraucht hatte. Ich würde noch viele Minuten brauchen, denn ich war zugeschnürt gewesen von Kopf bis Fuß, innen und außen. Ich rang den Schwaden Land ab. Stück für Stück. Das machte mich ebenso glücklich, wie es mich bei Liebeskummer glücklich gemacht hatte, wenn ich ihn eine Weile vergessen konnte.

All die kleinen und großen Freiheiten! Nie mehr eine Schachtel zusammenknüllen und in die Ecke feuern. Wohin nur mit meinen Aggressionen! Nie mehr etwas zum Draufschreiben parat haben. Nie mehr im Müll nach der Zigarettenschachtel mit der wahnsinnig wichtigen Telefonnummer suchen. Nie mehr vom Schreibtisch aufstehen, dreizehn Zigaretten schwerer. Der Aschenbecher voll. Randvoll mit den Resten von dem, was nun hauptsächlich in meiner Lunge steckte.

Überall Aschereste und ich musste lüften. Am besten war ich in schlecht isolierten Häusern aufgehoben. Im Sommer war das Lüften kein Problem, da standen alle Türen offen. Aber im Winter. Lüften, lüften, lüften. Bis das Haus wieder warm war. Das dauerte. Ein paar Zigaretten bloß, und dann musste ich wieder lüften, lüften, lüften. Und putzen, putzen, putzen. Allein die Zeit, die ich sparte, weil ich viel weniger putzen musste. Asche auf Glastischen, Asche auf Teppichen, Asche auf Parkett, Aschenbecher abputzen, abwischen, polieren, staubsaugen, ganz schlecht für den Rücken übrigens, ganz, ganz schlecht. Und überhaupt: Rauchen geht in den Rücken. Bis zu achtzig Prozent höher ist das Risiko von RaucherInnen, an Rückenleiden zu erkranken, fand die schwedische Uniklinik Uppsala heraus. Starkes Rauchen verringert den Nährstofftransport in die Bandscheiben um die Hälfte. Und das steht natürlich nur hier, weil Uppsala so schön klingt. Da gab es mal ein Lied: Ein Student aus Uppsala-lalalala-lala-lalala-lalalalala. Es ist das erste Lied meines Lebens, das ich bewusst wahrnahm. Ich war fünf oder sechs und wollte auch groß sein und diesen netten Studenten aus Uppsala-lalalala-lalalalala-lalalalala kennen lernen. Rauchen wollte ich in dem Alter noch nicht. In dem Alter weiß man inSTINKTiv: Rauchen ist doof. Und man muss dauernd den Müll runtertragen, weil Zigaretten stinken. Wer keine Kinder hat, die das Müllwegbringen besorgen oder seine Kinder verwöhnt oder verzieht oder selbst alles zu tun beabsichtigt, um sich später nicht über Reklamationen wegen einer psychoanalytisch nicht glücklichen Kindheit ärgern zu müssen, besorgt den Müll selbst und holt sich eine Erkältung, weil man sich nie richtig anzieht. Nur mal eben schnell den Müll. Trotz der Erkältung rauchen. Müssen. Obwohl es überhaupt nicht schmeckt. Obwohl sich mein Körper dagegen wehrte. Aber innen drin wehrte sich noch etwas. Diese seelenlose Gier, von der ich besessen war. Die in mir wohnte. Die es sich in mir eingerichtet hatte, ganz nach ihrem Geschmack. Die meine Blutgefäße mit Spinnweben durchzog, die ein morbides Faible für Knebelspiele aller Art hatte und alle Weite eng machte, immer enger. Die grollend durch meine Adern rollte. Diese Kreatur verlangte ihre geregelten Mahlzeiten und so musste ich rauchen, obwohl mir gar nicht danach war, obwohl mir speiübel war. Und so rauchte ich. Fast noch mehr als sonst, denn jede Zigarette war ein Test: Ging es mir schon besser? War schon der Hauch einer Gesundung spürbar? Schmeckte die Zigarette schon ein bisschen so, wie ich es gewohnt war?

Über zwanzig Jahre lang hatte ich geraucht. Ich wusste, wie sich das Leben einer Raucherin anfühlte. Kannte Höhen und Tiefen, Sonne und Schatten. Innen und außen. Kannte das Geräusch eines fallenden Fünfmarkstückes. Kannte das Geräusch des Geldretourknopfes. Kannte das Geräusch der Automatenschublade. Kannte das Gefühl des feinen Cellophanstreifens zwischen Zeigefinger und Daumen. Kannte das Ratschen des weggerissenen Alupapiers. Kannte den Geruch, der einer frischen Packung entströmte. Kannte das Gefühl, eine herauszuschälen. Kannte das Zischen des Feuerzeugs und das Hinunterbrennen des Papiers. Kannte das Gefühl zwischen den Fingern. Kannte den Griff nach Zigaretten und Feuer, kannte den Anblick meiner Marke, wo ich war, markierte meine Schachtel. Kannte die Freude auf die erste. Und natürlich auf all die mit der Goldkante. Kannte die erdentiefe Befriedigung beim Runterziehen. Kannte die Schwere in der Brust am Morgen. Kannte die Einsamkeit in der Nacht – nie war der Strahl des ausgeatmeten Rauchs so klar umrissen. Kannte die Nervosität, wenn nur noch zwei in der Schachtel waren. Kannte das intensive Gefühl puren Seins Zug um Zug.

Was ich nicht wusste: Wie fühlte sich das Leben einer Nichtraucherin an? Gab es da auch Goldkanten? Wie sahen die aus? Wie fühlten die sich an? Oder war es vielleicht: Leben auf der Goldkante? Dies zu ergründen hatte ich mich auf den Weg gemacht.

Liegen geblieben

Eigentlich hatte ich es eilig. Sehr eilig. Doch der Mann, der da am Straßenrand winkte, machte einen solch erbärmlichen Eindruck, dass ich anhielt.

»Können Sie mir Starthilfe geben?«, fragte er atemlos und zog an seiner Zigarette.

»Ja«, sagte ich freundlich. Er zuckte zusammen. Es war offensichtlich: Ich war nicht die Erste, die er fragte, und er hatte viele Abfuhren erhalten.

»Ich stehe da drüben«, sagte er und deutete in eine undefinierbare Ferne. Ich dachte, dass das nicht richtig war, er stand neben mir.

»Wollen Sie einsteigen?«, fragte ich.

Er nickte, zog an seiner Zigarette. Heftig und tief und schnippte sie weg. Dann nahm er am Beifahrersitz Platz. Ich schrak zurück. Ich war gegen eine Wand geprallt, nein: eine Wand war in mein Auto geprallt. Dieser Mann stank dermaßen widerwärtig nach Nikotin, dass ich die Fensterkurbel fast abriss in meinem Bemühen, einen Mund voll frischer Luft zu ergattern. Innerhalb von Sekunden war mein Auto in giftgelbe Schwaden gehüllt. Ich roch den Gestank eines Menschen, der eben einen tiefen Zug getan hatte, den Gestank in den Kleidern eines starken Rauchers, ich roch die kränklichen Hautausdünstungen eines Menschen, für den Nikotin zu den Grundnahrungsmitteln zählte.

Ohne Rücksicht auf Verluste rumpelte ich den Bordstein hoch. Nur schnell raus mit dem Stinker.

Er sperrte seinen Wagen auf, ich holte mein Starthilfekabel aus dem Kofferraum, klemmte es an die Batterie und wartete, bis er die Motorhaube an seinem BMW geöffnet hatte. Er war anderweitig beschäftigt. Er musste sich eine anstecken und sein Feuerzeug ging nicht. Er konnte den Zigarettenanzünder im Wagen nicht benutzen, weil er keinen Strom hatte. Fahrig durchwühlte er das Handschuhfach und fand ein Streichholzbriefchen. Er zündete. Er inhalierte. Eigentlich war er ein schöner Mann. Ich musste genau hinsehen, um das zu erkennen. Alles um ihn herum flirrte und vibrierte in hochgradiger Nervosität. Keine Erdung. Nur dieses hektische Ziehen.

Der Wagen sprang an. Überschwänglich bedankte sich der Stinker, wollte mir die Hand schütteln. Ich wich zurück. Auf keinen Fall wollte ich mich von ihm berühren lassen. Er hatte schöne Augen. Sehr schöne Augen. Auch sonst. Ein verdammt schöner Mann eigentlich. Wenn nicht ... So schöne braune Augen. Die konnten sicher sehr zärtlich blicken und verrieten auch beim bloßen Schauen ein großes warmes Herz. Warum nur richtete er sich derartig zugrunde? Ich hätte weinen können.

In der vierten Woche

Ich hatte angenommen, es würde mir in Leos Gegenwart leicht fallen, nicht zu rauchen. Ich würde ihn einfach küssen oder mehr, wenn mich die Lust auf eine Zigarette überkäme. Doch dieser Plan ging nicht auf. Wenn ich rauchen wollte, wollte ich rauchen – und nicht küssen. Seltsamerweise passierte es mir in Leos Gegenwart sogar öfter, als wenn ich alleine oder mit anderen RaucherInnen zusammen war. Manchmal sagte ich Leo das: Du, ich habe jetzt Lust auf eine Zigarette. Leo zählte situationsadäquate Nachteile des Rauchens auf. Manchmal sagte er auch von sich aus etwas zum Thema und jede seiner Bemerkungen sog ich in mir auf, als wäre ich meine Oma und was Leo sagte Bibelzitate. Dies zeigte ich ihm aber nicht. Ich hatte eben gelegentlich eine Mordslust auf eine Zigarette, mit der ich mich auf Dauer gemordet hätte, denn eine Zigarette gibt es nicht, betete ich mir wieder und wieder vor, eine zu rauchen heißt, das Tor für alle zu öffnen. Deshalb legte ich Wert darauf, die Wachtürme nur mit den bewährtesten Getreuen mit dem besten Rüstzeug und mit makellosem Leumund zu besetzen. Dass die erste Zigarette nicht als Zigarette daherkäme, war mir klar. Sie würde sich verkleiden. Vielleicht in Gestalt einer zauberhaften Fee erscheinen. Ohne Zweifel hätte sie Kreide gefressen und würde mit süßer Stimme säuseln. Da brauchte ich KriegerInnen, die das raue Krächzen darunter hörten. KriegerInnen, die sich nicht von dickem Make-up über die großporige Haut hinwegtäuschen ließen. KriegerInnen, die die gelbliche Fäulnis unter den schweren Parfümwolken witterten. KriegerInnen, die die Finte rochen und die Zugbrücke unten ließen. Wenn es gelang, diese eine draußen zu halten, gelang es, alle draußen zu halten. Auf die eine Zigarette zu verzichten hieß: auf Tausende zu verzichten. Zwanzig pro Tag mal sieben Tage macht hundertvierzig mal vier macht rund sechshundert im Monat, mal zwölf rund siebentausend. Siebentausend Zigaretten im Jahr. Das war gar nicht so schlimm. In zehn Jahren siebzigtausend. Nun wurde es unheimlich. In zwanzig Jahren rund hundertfünfzigtausend. Es war also möglich, in einem Menschenleben eine halbe bis eine Million Zigaretten zu rauchen. Unfassbar! Aber damit brauchte ich mich nicht auseinander zu setzen. Es genügte, wenn ich mich von der nächstliegenden abwandte. Nur diese eine da. Nein danke. Nein, an dieser Weggabelung würde ich nicht nach rechts gehen. Ich würde links abbiegen. Diese einzige Entscheidung führte mich zu einem völlig anderen Leben – vom Land der Raucherinnen in das der Nichtraucherinnen. Das war wie zwei völlig verschiedene Berufe auszuüben – ich bin Erschreckerin in einer Geisterbahn / ich bin Verlegerin. Diese verschiedenen Berufe zögen aller Wahrscheinlichkeit nach völlig verschiedene PartnerInnen nach sich. Als Erschreckerin in einer Geisterbahn fühlte ich mich eher zu einem ruhigen Charakter aus der Versicherungsbranche hingezogen, während ich als Verlegerin etwas Urtümlichem den Vorzug gäbe. Auch unterschiedliche Wohnsituationen brächte diese eine Entscheidung – rechts oder links – mit sich. Wohnwagen oder Villa oder Sozialbau? Ferner verschiedene Berufsrisiken. Verschiedene Arbeitszeiten. Verschiedene Freundeskreise. Verschiedene Dienstkleidung. Verschiedene Essgewohnheiten. Alles anders! Und das nur, weil man einmal rechts oder links gegangen war. Man konnte gar nicht vorsichtig genug sein. Am besten vor Weggabelungen erst mal stehen bleiben. Tief durchatmen. Und abwarten. Sich nicht davon beeinflussen lassen, was die anderen machen. Das Eigene machen. Das, was die innere Stimme sagt. Sie hat immer Recht. Rauchen ist nicht gut für dich, Baby.

Wie tief ich selbst das verinnerlicht hatte, wurde mir in meinen Träumen offenbar. Einmal hatte ich im Traum eine ganze Zigarette geraucht und mich danach – noch träumend – abgrundtief gehasst. Im zweiten Traum hatte ich mir aus Versehen eine angezündet, so ähnlich wie es Evi einst geschehen war. Evi hatte schon über ein

Jahr nicht mehr geraucht: »Nachdem ich sieben Jahre geraucht habe! Und dann ist diese blöde Geschichte passiert. Da war ich auf einer Party. Eigentlich nichts Besonderes. Eine völlig normale Party. Und ich bin mitten in einem Gespräch und vor mir liegt eine Schachtel Zigaretten und ohne zu denken, also völlig automatisch, nehme ich die, klopfe eine Zigarette raus, zünde sie mir an. Wenn Volker da nicht gerufen hätte: Evi, du rauchst doch nicht mehr! – es wäre mir nicht mal aufgefallen, dass ich rauche. Ich habe schlichtweg vergessen, dass ich eigentlich nicht mehr rauchte. Von da ab rauchte ich wieder. Drei Jahre. Aber jetzt habe ich wirklich aufgehört und diesmal passiert mir ein solcher Blödsinn nicht noch mal.«

Im Unterschied zu Evis Wirklichkeit hatte mein Traum keine Folgen: Ich drückte die Zigarette nach drei Zügen aus. Nicht mal im Traum hatte sie mir geschmeckt. Welch ein Glück!

Immer wieder erneuerte Leo sein Bekenntnis, ob ich rauche oder nicht – er liebe mich. Dies tat mir unendlich gut. Wie sein Verständnis. Dass er niemals sagte: Nun müsstest du doch mal über den Berg sein. Über den Berg war ich fast von Anfang an gewesen, weil ich über den Berg wollte. Es war das Gipfelpanorama, das lockte. Man steht oben und schaut runter und in der Erinnerung war es doch ganz nett und es hat auch nicht so weh getan, auch nicht, als man nur noch rohes Fleisch anstelle von Füßen hatte – Wunden von gestern, gekühlt im Schnee von gestern.

Ich wollte nicht vergessen, wie der Weg ausgesehen hatte, den ich gegangen war, um dorthin zu gelangen, wo ich mich nun befand. Wollte nicht vergessen, was ich Stück für Stück erst jetzt lernte, wo sich die Nebel in meinem Geist lichteten. Wo die Einflüsterstimmen leiser wurden. Wo ich mich entpuppte. Diejenige, die sich herausschälte, brauchte nicht rauchen, um Abstand zu halten. Die schaffte das ohne Zigaretten. Einfach durch das, was und wie sie war. Sie brauchte nicht rauchen, um sich zurückzuziehen. Spürte es rechtzeitig und konnte es tun, einfach so. Brauchte nicht mehr rauchen, um mit intensiven Gefühlen klarzukommen. Ich merkte es immer wieder mit staunender Freude. Und natürlich merkte ich es oft in Leos

Gegenwart – denn er war es vor allem, der diese tiefen Gefühle in mir auslöste. Und immer diese Abschiede. Als Raucherin hätte ich mir viele anstecken müssen, um diese Tiefe zu verdauen. Um mir eine Pause von ihr zu gönnen. Um mich zurückzunehmen. Um mich zu sammeln. Mir klar zu werden. Oder aber auch, um die Intensität verschwinden zu lassen. Sie wegzurauchen.

Manchmal vergaß ich diese für mich bedeutsamen Erkenntnisse und dachte, was alle RaucherInnen sich voller Begeisterung einbilden: Rauchen ist gar nicht so schlimm. Rauchen ist eigentlich ganz toll. Klar kann es mal vorkommen, dass man krank wird. Aber allein vom Rauchen doch nicht. Und wenn man ansonsten schön gesund lebt – immer viele Vitamine essen und Bewegung an der frischen Luft – alles halb so schlimm! Warum soll man sich alles vermiesen lassen? Das Leben ist schwer genug. Da braucht man einfach was zum Abschalten. Zum Genießen. Sei lieb zu dir. Nimm mich. Ich tu dir gut. Ich gehöre zu dir.

Hatte ich es verpasst, den Ausknopf rechtzeitig zu drücken, vermisste ich eine bestimmte Behaglichkeit im Zusammensein mit Leo. Im letzten Winter hatten wir sehr oft Backgammon gespielt. Regelrecht süchtig waren wir gewesen. Ich hatte dabei geraucht. Viel. Manches Mal hatte ich das Backgammonspielen als Vorwand benutzt, rauchen zu können. Wir waren vielleicht spät nach Hause gekommen und ich wollte/brauchte eine Gutenachtzigarette, hatte das aber nicht sagen wollen, weil ich mich vor Leo, der nicht rauchte, schämte. Und so hatte ich vorgeschlagen: »Lass uns Backgammon spielen.«

»Bist du nicht müde?«

»Nein! Du vielleicht?«

Natürlich war ich müde. Natürlich hätte ich die Zigarette am liebsten einfach nur so geraucht, ohne dabei auch noch was tun zu müssen. Einfach so ein bisschen in die Luft geblasen und den Tag Revue passieren lassen. Das ging nicht, weil es um mein Image ging. Also musste ich munter klingen. So munter, dass Leo merkte: Diese Frau ist fit. Diese Frau ist ein Energiebündel. Jetzt von ihr zu verlangen, schlafen zu gehen, wäre ein Beweis fehlenden Einfühlungsvermögens. Das kam ihm manchmal sehr gelegen und dann musste ich ihn leider abweisen, denn ich war ja nicht wach und zu allem bereit, ich war müde und wollte rauchen, was beim Backgammon kein, beim Sex ein riesengroßes Problem war. An dem Abend, als ich dieses Verhaltensmuster durchschaute, fühlte ich mich ziemlich mies. Vielleicht war dieser Abend mein erster Schritt auf dem Weg, mit dem Rauchen aufzuhören. Die Vorstellung des in Wirklichkeit todmüden Leos, der mir zuliebe Backgammon spielte, mir zuliebe, die vorgab, es zu wollen und in Wirklichkeit rauchen musste – das klang mir nach sehr falschem Ton in unserer aufrichtigen Beziehung.

Wenn Leo auch geraucht hätte, wäre mir das alles gar nicht aufgefallen. Da hätten wir eben beide Lust auf Backgammon gehabt beziehungsweise hätten gleich gesagt, worum es ging: Rauchen wir noch eine. Ganz normaler Beziehungsalltag. Erst vom Frühstückstisch aufstehen, wenn geraucht ist. Erst das Haus verlassen, wenn geraucht ist, erst mit den Hunden gehen, wenn geraucht ist, erst rauchen, dann leben, ganz normal. Weil für Leo etwas anderes normal war als für mich, fiel mir auf, was für mich normal war.

Als Nichtraucherin wollte ich nicht Backgammon spielen, weil ich nicht wusste, ob es Spaß machte, ohne zu rauchen. Nach dem Essen wusste ich nichts mit mir und Leo anzufangen. Wenn ich alleine war, tat ich danach irgendetwas, um den Rauchgelüsten auszuweichen. Früher war ich mit Leo lange sitzen geblieben nach dem Essen, schließlich musste ich ein paar rauchen, um zu verdauen. Aber jetzt. Was sollte ich da untätig rumsitzen. Leo gegenübersitzen. Sollte ich Dreiecke in die Luft starren? Gut, man konnte sich unterhalten. Worüber bitteschön? Ohne Zigaretten machte reden keinen Spaß. Alles, was ich sagte, klang irgendwie unwichtig. Es fehlte auch die nuancierte Aussprache. Man musste doch nicht immer reden. Konnte man sich morgen schon nicht mehr daran erinnern. Nein, keine Lust auf reden ohne rauchen. Und so sprang ich, kaum war der letzte Bissen hinuntergeschluckt, auf und räumte den Tisch ab. Leo hatte noch nicht aufgegessen. Ich zog ihm den Teller unter der Gabel fort.

»Was ist denn hier los? Willst du mich loshaben?«

»Neue Hausordnung. Neue Sitten«, rief ich militärisch knapp.

Leo salutierte: »Verstehe!«

Was für ein Glück ich hatte!

Ich verspürte nicht die geringste Lust, mit Leo in Cafés zu sitzen. Wir konnten genauso gut zu Hause Kaffee trinken, war auch billiger. Was sollte ich im Café, ohne zu rauchen? Beim Motorradfahren sah ich keine Notwendigkeit anzuhalten; ich brauchte keine Rauchpause, also konnten wir weiterfahren.

Aber ich war nicht schlecht gelaunt und küsste Leo oft und schmuste viel mit ihm. Und manchmal, wenn wir andere Paare sahen, die rauchten, schaute ich sie genau an und war glücklich, dass ich es aushielt, ganz nah mit Leo und trotzdem ich selbst zu sein. Dass ich es aushielt, mit ihm zu verschmelzen in manchem Augenblick, dass ich dennoch nie vergaß, ich war ein eigener Mensch. Also brauchte ich auch nicht zu rauchen, um mich daran zu erinnern.

Auf und ab

Die Stimme des Teufels nannte meine Tante Maria es, wenn sie glaubte, eine Flasche Eierlikör trinken zu müssen, obwohl ihr Mann es verboten hatte. »Da kann man nichts machen«, pflegte sie zu sagen, »die Stimme des Teufels ist stärker als die von Herwig.«

Ausgehend von einer spirituellen Weltsicht, die einerseits in Polaritäten trennt und nach der wir andererseits alle göttlich sind, müssten wir alle auch etwas Teuflisches in uns haben. Insofern hat meine Tante Maria vielleicht mehr in sich vereint, als Herwig ihr zutraute.

RaucherInnen kennen die Zwiegespaltenheit, die oftmals einem politischen, gesellschaftlichen oder persönlichen Ideal widerspricht.

Und sie kennen die vielen Wahrheiten, die nicht unter einen Hut zu bringen sind:

Es ist wunderbar, frei zu sein! Ich habe es geschafft! Ich kann es! Ich werde nie wieder rauchen! Wie konnte ich nur so dumm sein! Das Leben ist schön! Seit Stunden, Tagen, Wochen schon rauche ich nicht! Ich bin frei! Ich atme! Ich lebe! Es ist ein Wunder! Ich bin glücklich!

Ohne Rauchen macht nichts mehr Spaß. Das Leben ist öde. Grau. Grässlich. Ist doch mir egal, wenn man früher stirbt. Lieber früher sterben und gut gelebt haben. Dauernd soll man sich kasteien. Nein, das ist nicht meines. Zigaretten gehören zu mir. Und so schlimm wird es schon nicht sein. Onkel Fritz ist auch vierundneunzig geworden. Mit Rothändle. Und mit dem bin ich schließlich verwandt.

Ich gehe jeden Sonntag in die Kirche. Da kann ich auch das Rauchen sein lassen. Ob Jesus wohl geraucht hat? Nein, es gibt wichtigere Fragen auf der Welt. Woanders leiden die Menschen an Hunger. Ich werde das Geld, das ich in meinem Egoismus verblasen habe, spenden! Dann tue ich endlich was Gutes! Damit es richtig Spaß macht, nicht mehr zu rauchen! Etwas Sinnvolles tun! Das ist gelebter Dienst am Nächsten! Da geht es mir doch wunderbar!

Bloß weil jetzt alle plötzlich sagen, rauchen sei schädlich! Noch vor vierzig Jahren hat das keiner behauptet! Da konnte man unbehelligt in aller Öffentlichkeit rauchen, ohne gleich wie ein Aussätziger behandelt zu werden! Das lasse ich mir nicht gefallen! Da rauche ich doch erst recht! Da verdopple ich doch meinen Einsatz! Gerade weil so viele umfallen, müssen die, die übrig bleiben, umso standhafter sein, die doppelte Menge wegschaffen!

Sibylle raucht nicht mehr. Sibylle ist schon eine tolle Frau! Was die sich vornimmt, schafft die auch! Wäre ja gelacht, wenn ich es nicht schaffen würde!

Sibylle raucht nicht mehr. Die war ja schon immer so langweilig. Wenn sie nicht geraucht hätte, hätte man sie glatt übersehen. Jetzt geht sie wahrscheinlich jeden Tag joggen und macht Yoga und so was. Wahrscheinlich hat sie gleich auch ihre Ernährung umgestellt. Auf makrobiotisch. Meine Güte, wie trist. Aber sie ist ja auch blond. Ich fand blonde Menschen schon immer langweilig. Bei Semmeln zum Beispiel sind mir auch die dunkleren, krosseren lieber.

Wie gelb die Haut von Nanni ist. Sie hat tatsächlich einen chemischen Teint. Meine Mutter hat Recht: Man sieht es RaucherInnen an. Besonders Frauen. Liegt wahrscheinlich daran, dass sie prinzipiell eine feinere Haut haben als Männer und sie nicht hinter einem Bart verstecken können. Sieht wirklich unappetitlich aus. Sieht aus, als würde Nanni ausdünsten. Bitter ausdünsten. Sieht sehr ungesund aus. So großporig irgendwie. So kränkelnd. Ansteckend. Vergiftet. Aber das kann mir ja egal sein. Meine Haut wird nie so aussehen, weil ich ja jetzt nicht mehr rauche. Irgendwo habe ich gelesen, dass sich die Haut ganz schnell erholt. Wenn ich Lust auf eine Zigarette habe, brauche ich nur an diese abstoßende Gelbheit von Nanni zu denken. So will ich auf keinen Fall aussehen!

Wahnsinn, Nanni ist schon fünfzig. Wie gut die sich gehalten hat, obwohl sie raucht. Klar sieht man es ihr ein bisschen an. Die Haut wirkt etwas verbraucht. Aber es steht ihr. Sieht interessant aus. Es passt auch total gut zu ihrem Typ. Gibt ihr eine verruchte Note. Und wie ihre Stimme damit harmoniert. Obwohl sie nicht trinkt, so leicht angeraut, so versoffen – das kommt vom Rauchen. Sehr erotisch! Wirklich, eine hochinteressante Frau. Ich kenne eigentlich nur interessante Frauen, die rauchen. Was soll an einer Nichtraucherin auch interessant sein? Sind doch alle angepasst und kennen nur Kinder, Küche, Kleenex.

All diese Wahrheiten werden kunterbunt durcheinander gewürfelt und treten in raschem Wechsel auf. Eben noch hätte ich schreien können vor Glück, weil ich nicht rauchte, da überfiel mich schon ein massives Gelüst und ich stellte alles in Frage, was mir vor Minuten noch so sicher und unumstößlich erschienen war. Da wollte ich in einer Minute alle RaucherInnen bekehren – und in der nächsten bereitete es mir beschämenswert hämische Freude, ihnen zuzusehen. Wie sie willenlos an ihren Zigaretten hingen. Wie sie reinzogen. Wie sie rausbliesen. Wie sie aussahen. Wie hilflos, wie erbärmlich, wie nullig. Und gleich darauf bewunderte ich sie wieder als die einzigen und wahren HeldInnen, denn sie scheuten kein Risiko und zeigten Zug um Zug ihren Todesmut.

Während diese Stürme in mir in den ersten drei Wochen manchmal sehr heftig tobten – dafür immer nur kurz, nie so lange, wie es gedauert hätte, eine Zigarette zu rauchen – medizinisch betrachtet die ungleich gewaltigere Folter –, ließen sie nun, in meinem zweiten Monat, merklich nach. Es wurde immer leichter. So wie alles, was man sich hart erarbeitet hat, nach einer Weile keine Mühe mehr kostet. Ich hatte meinen Job gewechselt. War nun Nichtraucherin. Musste mich erst eingewöhnen. Im Unternehmen zurechtfinden, die Kolleginnen und Kollegen kennen lernen, mich mit der Teeküchenordnung vertraut machen und vor allem: meine Aufgaben in den Griff bekommen. Jeden Tag lernte ich dazu. Jeden Tag fiel es mir leichter. Jeden Tag ermüdete es mich weniger, weil immer mehr Vertrautes hinzukam. Bis zu dem Tag, an dem mir alles leicht von der Hand ging. Weil ich angekommen war in meinem neuen Job. Es wäre eine schlechte Alternative, ein Leben lang in einem verhassten Job hängen zu bleiben, bloß weil man Angst davor hat, sich an einen neuen Weg zur Arbeit zu gewöhnen.

Im zweiten Monat

... fiel mir im Kino auf, ob die SchauspielerInnen auf Lunge rauchten. Auch in der Pubertät hatte ich darauf geachtet. Nur dass jetzt, wer paffte, in meiner Achtung stieg. Aber das war Hollywood. Für meine Kosmetikerin, die bis zu acht Stück am Tag paffte, brachte ich noch immer nicht das geringste Verständnis auf.

... fiel mir auf, dass ich gerne Giftstoffe einatmete. Zum Beispiel liebte ich es, hinter Lastwagen an Ampeln zu lauern, und wenn diese dichte schwarze Wolke aus dem Auspuff stob, inhalierte ich. Ich fand auch den Geruch von Klebstoffen oder Lacken angenehm. Diese Vorliebe teilte niemand. Sie scheint sehr persönlich zu sein.

... fiel mir auf, dass ich beim Joggen besser Luft bekam, schneller laufen konnte, und zum ersten Mal taten mir die Füße weh, so leicht atmete ich.

... fiel mir auf, dass auch Drachen heiße Luft ausblasen.

... fiel mir auf, dass ich nicht mehr nach jeder Mahlzeit die Gier nach einer Zigarette verspürte. Und selbst wenn, war sie nur mehr ein Gierchen und nicht zu vergleichen mit dem Loch-im-Bauch-Gefühl der ersten Tage.

... fiel mir auf, dass ich die Minze, die oben auf meinem Balkon wuchs, unten im Garten riechen konnte, bis auf sieben Meter zweiundvierzig.

... fiel mir auf, dass ich ganz schön toll war.

... fiel mir auf, dass ich noch nie von einem Forschungsprojekt gehört hatte, das untersuchte, inwieweit Rauchen zur Umweltverschmutzung beitrug. Ich konnte mir nicht vorstellen, dass sich die täglich weltweit gerauchten Milliarden, Billionen, Trillionen von Zigaretten in klare, frische, gesunde Kurortluft auflösten.

... fiel mir auf, dass es mir manchmal beschämende Schadenfreude bereitete, RaucherInnen bei der Ausübung ihrer Sucht zu beobachten.

... fiel mir auf, dass ich keine Sorge mehr hatte zuzunehmen.

... fiel mir auf, dass ich mich nicht so gesund ernährte, wie ich es in der ersten Euphorie beschlossen hatte. Nach einer Woche Müsli am Morgen war ich zurückgekehrt zu meinen süßen Teilchen und allen anderen schlechten Essgewohnheiten. Ein einziges Mal nur hatte ich im Bioladen eingekauft. Ich hatte meine Essenszeiten nicht dem veränderten Leben angepasst, aß noch immer die gleichen Mengen wie als Raucherin. Morgens sehr wenig, den ganzen Tag fast nichts und abends viel. Lange Pausen zwischen Mahlzeiten hielt ich durch, indem ich kraftvoll in die neue gute Gewohnheit biss – einen Apfel am Tag. Früher hatte ich stattdessen fünf bis zehn Zigaretten in den Schlund geworfen.

... fiel mir auf, dass sich RaucherInnen meistens nicht vor Asche ekeln. Sind sie – karmisch betrachtet – etwa weiter als andere? RaucherInnen bringen es fertig, in ihre Tassen zu aschen. Manchmal löschen sie eine Zigarette in ihrem Kaffee, den sie dann weiter trinken, als wäre nichts gewesen. Sie drücken Zigaretten auf Tellern und in Gläsern aus. Sie verunstalten Speisereste. Funktionieren Eierschalen in Aschenbecher um. Das alles fiel mir auf, weil ich es nicht mehr tat. Aber ich hatte es getan. Völlig selbstverständlich. Ich hatte in meine wie zum Hostienempfang bereite Hand geascht, wenn gerade kein Aschenbecher zur Verfügung stand. Ich hatte Kippen in Topfpflanzenerde ausgedrückt und öfter mal einen Kaugummi in einem Aschenbecher übersehen. Es ekelte mich nicht vor den Partikeln, die RaucherInnen absonderten. Ich fragte mich nur, ob ihnen nicht auffiel, wie sie ihre Umgebung verschmutzten. Staubige Brüder und Schwestern. Und dabei sah man von außen nicht mal einen Bruchteil der inneren Verschmutzung. Zu Zeiten Ludwigs des Vierzehnten hatte man geglaubt, durch Zentimeter dicken Puder den Dreck verdecken zu können.

... fiel mir auf, dass Rauchen früher salonfähig war. Wenn der Kommissar einem Verdächtigen beim Verhör Rauch ins Gesicht blies, war das keine demütigende Geste, sondern völlig normal. Man rauchte seinerzeit aus allen Löchern und auf allen Kanälen –

gab ja nur zwei bis fünf. Ärzte begrüßten ihre Patienten per Handschlag, nahmen hinter einem imposanten Schreibtisch Platz, zündeten sich eine an, inhalierten genüsslich und fragten: Wo fehlt's denn? Und etwas später: Machen Sie sich doch bitte frei. Und dann ohne große Umstände Zigarette im Aschenbecher abgelegt und mal kurz abgetastet. Wer früher rauchte, hatte den Krieg überstanden, war frei und unbeeinflussbar. Niemand schämte sich, in der Öffentlichkeit zu rauchen. Und niemand wurde gemaßregelt. Einmal saß ich in Californien in einem Straßencafé im Freien, schrieb Ansichtskarten und rauchte. Kam eine Kellnerin: Sorry Ma'm, but this is a non smoking restaurant. Ich stelle fest: in Amerika gehört wenigstens die Luft noch allen.

... fiel mir auf, dass ich eine Autopanne überstehen würde, ohne rückfällig zu werden. Manchmal stellte ich mir vor, wie das wäre. Sogar nachts, auf der Autobahn. Und ich wusste: Ich hätte dann eben eine Panne und Punkt. Mehr aber auch nicht. Ich brauchte mein Auto nicht zu verkaufen und auf die Bahn umzusatteln, um dieser Falle zu entgehen. Ich konnte weiterhin Auto fahren, und wenn das Auto stehen blieb, würde ich warten, bis ein gelber Engel erschiene, der es wieder zum Fahren brachte – und diese Zeit brauchte ich nicht zu überbrücken mit Zigaretten, lieber darauf achten, stets ein gutes Buch in der Tasche zu haben.

... fiel mir manchmal auf: Ich war frei. Vor allem, wenn ich mit NichtraucherInnen zusammen war, zu denen ich immer mehr gehörte. Ich besuchte Heike. Heike rauchte nicht. Es machte ihr aber nichts aus, wenn ich rauchte. Bei mir zu Hause war das nie ein Thema gewesen – aber bei ihr. Wir sahen uns selten und planten deshalb meistens einen ganzen Abend. Der begann mit beisammensitzen – dann essen. Als ich das erste Mal bei Heike gewesen war, stellte ich mit Schrecken fest, dass kein Aschenbecher auf dem Tisch stand, obwohl sie wusste: ich rauchte. Also würde es sie stören. Wie nur sollte ich den langen Abend überstehen. Wir unterhielten uns und dann servierte Heike die Vorspeise und dann die Hauptspeise und dann noch eine und dann Käse und dann ein Dessert. Sie ließ sich sehr viel Zeit dafür. Ich hätte dazwischen wunderbar rauchen können, mehrere, doch ich konnte es nicht, denn es stand kein Aschenbecher auf dem Tisch und auf dem Sofa lagen Kissen, viele, und vor den Fenstern hingen Gardinen und Vorhänge, alles Rauchaufsauger, und wenn ich rauchen würde, röche Heike noch tagelang, dass ich sie besucht hatte, das wollte ich ihr nicht antun, aber allmählich wurde es ungemütlich, sehr. Und während wir dies und jenes sprachen, lief in meinem Kopf ein anderer Dialog, der mich davon abhielt, mit Heike zu sein. Meine Eltern hatten beide zu rauchen aufgehört, noch ehe ich eingeschult wurde. RaucherInnen zu Gast galten als Katastrophe, denn sie entfachten einen fürchterlichen Konflikt. Einerseits war es ihr Gastrecht, sich im Hause meiner Eltern wie Könige und Königinnen zu fühlen und überhaupt musste alles getan werden, damit sie hochzufrieden wieder verschwanden. Andererseits stank es tagelang widerlich und Brechreiz erregend nach kaltem, abgestandenen Rauch, wenn die adligen Gäste ihrer liebsten Gewohnheit gefrönt hatten.

In Räumen, in denen normalerweise nicht geraucht wird, entfaltet der Rauch die ganze Bandbreite seines bestialischen Bouquets – mehr noch als in bereits raucherprobten Zonen. Frischer Rauch ist mit abgestandenem nicht zu vergleichen. Mit diesem sozialen Hintergrund also fragte ich Heike irgendwann, als es mir schon gar nicht mehr gelang, ihren Erzählungen zu folgen, ob ich mal eben schnell im Hausflur neben dem Aufzug eine rauchen könnte.

Heike sprang auf: »Um Gottes willen, ich habe ja ganz vergessen, du rauchst!«, und holte einen Aschenbecher.

»Macht es dir nichts aus?«

»Aber nein«, sagte sie.

»Wirklich nicht?«

Erst als sie mir versicherte, ihr Vater, der sie oft besuche, rauche auch, konnte ich mir beruhigt eine anstecken. Die hatte eine dermaßene Goldkante, dass ich nun erst recht nicht zuhören konnte, was Heike erzählte. Ich musste erst mal genießen. Ganz intensiv. Und gleich wurde es wieder richtig gemütlich bei Heike. Ein wirklich schöner Abend. Sollten wir öfter machen. Natürlich wollte ich nur *eine* Zigarette rauchen. Schadensbegrenzung sozusagen. Als ich nach Hause fuhr, waren es doch sieben oder acht geworden. Mit kaltem Rauch hatte ich Heikes Wohnung markiert.

Und nun ... war ich wieder bei Heike und es stand ein Aschenbecher auf dem Tisch und ich brauchte ihn nicht – ohne mich zusammenzureißen – und als ich ging, glänzte er noch immer frisch poliert auf der Tischmitte und es war Heike gar nicht aufgefallen, dass ich ihn nicht benutzte, weil es für sie normal war, nicht zu rauchen. So wie es für mich auch normal wurde.

Die gleiche Erfahrung machte ich bei meiner Freundin Katrin, die ich für ein Wochenende in London besuchte: Als ich am zweiten Abend erzählte, ich würde nicht mehr rauchen, rief sie: Das ist mir gar nicht aufgefallen! Natürlich nicht. Denn es war auch für sie normal, nicht zu rauchen. RaucherInnen hingegen beäugen sich misstrauisch. Wenn ich mal in Gesellschaft eine Stunde nicht geraucht hatte – was selten, aber doch vorkam –, wurde ich mit einem panischen Vibrato in der Stimme gefragt: Rauchst du nicht mehr?

... fiel mir also auf, dass ich völlig entspannt NichtraucherInnen besuchen konnte und mich nicht mehr fragen musste, wie die das schafften, sondern zu ihnen gehörte. Jeden Tag ein bisschen mehr.

... fiel mir auf, dass ich viel mehr RaucherInnen als NichtraucherInnen kannte. Ob das so war wie mit Kindern? So lange man selbst keine hatte, kannte man kaum Eltern, dann hatte man welche und kannte nur unglückliche Familien und glückliche ledige Väter.

... fiel mir auf, dass Normalsein auch schön sein konnte.

... fiel mir auf, dass ich allen Grund hatte, stolz auf mich zu sein.

Missgunst, blauer Dunst

Fragte mich jemand nach einem untrüglichen Kennzeichen, woran man einen Freund, eine Freundin erkennt, so würde ich antworten: Daran, ob sich der Freund, die Freundin wirklich und aufrichtig freut, wenn es mir gut geht. Es darf keine Rolle spielen, ob der Freund, die Freundin meine Lebensauffassung und -haltung teilt. Denn Freundschaft ist wie Liebe. Sie wird, wenn sich eine Raucherin in eine Nichtraucherin verwandelt, auf eine harte Probe gestellt. Viele RaucherInnen fühlen sich verraten, wenn wieder eine/r abspringt. Denn erstens ist Rauchen keine schlechte Angewohnheit wie zum Beispiel Fernsehen, sondern eine Ideologie. Wer die verlässt, schadet der Sache, der Sekte, der Partei, der Mafia – und gilt als Aussätzige/-r, Ausgestoßene/-r, Verräter/-in. Zweitens züchtet die Freude darüber, dass jemand es wagt und sogar noch Erfolg damit hat, die Gefahr, sie/ihn zum Vorbild zu nehmen. Dazu muss ich mir eingestehen, dass ich es ebenfalls gerne wagen würde. Das wiederum ist nicht möglich, weil ich es sonst tun müsste. Und eigentlich will ich es nicht, weil ich rauche ja gern und süchtig bin ich sowieso nicht, wie gesagt: Ich könnte. Wenn ich wollte.

Als ich mich heimisch in meinem neuen Dasein als Nichtraucherin zu fühlen begann, vertraute ich dieses »Geheimnis« immer mehr Menschen an. Ähnlich einem ins Wasser geworfenen Stein schlug es Wellen von innen nach außen, von den Menschen, die mir nahe standen, bis zu den ferneren. Da ich erst vor kurzem ein umfassendes Prüfverfahren durchgeführt hatte, bei dem ich meinen Freundeskreis einigen an Härte kaum zu übertreffenden Tests unterzog, deren Ergebnisse eine Umstrukturierung nötig machten, überraschte es mich nicht, am inneren Ring mit Beglückwünschungen überhäuft zu werden. Ich war gerührt und ergriffen und fragte mich kritisch, ob ich mich ebenso vorbildlich verhalten hätte. Oder hätte es mich geärgert, von einer ehemaligen Raucherin im Stich gelassen zu werden? Dass sie mir mit ihrem Aufhören zeigte, was ich schon wusste: ich sollte es auch lassen? Dass sie die Unverschämtheit besaß, mir etwas voraus zu haben? Dass sie sich dabei auch noch benahm, als wäre es ein Kinderspiel! Als wäre sie glücklich dabei! Als erfahre sie das Leben aus einer völlig neuen Dimension! Als habe sie bis dato gar nicht gelebt, sondern nur verschleiert! Würde ich da nicht verstohlen beobachten, wie die Freundin sich führte? Zog sie die Nase kraus, wenn ich mir eine anzündete? Verharrte sie mit sehnsuchtsvollem Blicke auf meiner Kippe? Oder kam sie sich gar als etwas Besseres vor und musterte mich von oben herab? Weil ich noch da unten in den schwefeligen Untiefen herumkroch, während sie aufgestiegen war im Morgentau frischer Bergluft. Sollte ich ihr einen Überraschungsbesuch abstatten, um herauszufinden, ob sie heimlich rauchte? Weil ich ihr nicht zutraute, dass sie vollbrachte, was mir nicht gelang. Oder würde ich mich wirklich und aufrichtig freuen, eben weil sie es vollbrachte? Ich weiß es nicht. Ich weiß allerdings, dass es mir unangenehm war, wenn ich Freunde und Freundinnen besuchte, die einmal geraucht hatten und es nicht mehr taten. »Rauch nur«, sagten sie und »Nein, es macht mir gar nichts aus«, und schoben mir einen Aschenbecher hin. Lächelnd. Freundlich. Nicht mitleidig. Wirklich freundlich. Dennoch spielte eine verächtliche Note in ihren Mundwinkeln. Oder bildete ich mir die ein?

Bei denen, die wegen Nachwuchses aufgehört hatten, rauchte ich prinzipiell nicht. Weil ich wusste, Nikotin ist extrem schädlich für Kinder – ob im oder außerhalb des Mutterleibes. Das habe ich keiner Statistik entnommen, ich weiß es absolut sicher, weil ich ein Buch über Schwangerschaft und Geburt geschrieben habe. Ich fragte mich oft, ob ich es schaffen würde, als Schwangere mit dem Rauchen aufzuhören. Denn es wäre kein freier Entschluss. Wegen einer Schwangerschaft mit dem Rauchen aufzuhören, bedeutete wegen einer Diagnose aufzuhören. Andererseits: Das Leben bietet jede Menge Überraschungen – Hormone beispielsweise. Einmal war ich Zeugin geworden, wie eine Bekannte am Telefon von ihrer Schwangerschaft erfuhr. Sie zündete sich eine Zigarette an, wählte die Nummer der Arztpraxis, um das Ergebnis ihres Schilddrüsentests zu erfragen.

»Wie bitte?«, flüsterte sie und hatte noch nicht zu Ende geflüstert, da drückte sie die Zigarette schon aus. Später sagte sie mir, das sei ein Reflex gewesen. Sie habe nicht darüber nachgedacht. Auf keinen Fall habe sie gedacht, dass Rauchen dem Kind schade. Sie habe gar keine andere Bewegung machen können als diese: die Zigarette ausdrücken.

Märchen, Systeme und ein Kettenbrief

Klar macht es sich gut, cool zu sagen: »Dann hab ich einfach aufgehört. Praktisch von heute auf morgen. Es ist mir überhaupt nicht schwer gefallen.«

Solche Geschichten kommen bei Noch-RaucherInnen, die irgendwann mal, nur nicht jetzt aufhören wollen, ziemlich gut an. Sind ein Silberstreif am Horizont. Ich habe sie immer sehr gern gehört und gehofft, dass auch ich eines Tages plötzlich keine Lust mehr hätte zu rauchen oder es vergessen würde – von einem Tag auf den anderen. Wenn nur die Zeit reif wäre. Also abwarten, bis die Zeit reif ist. Spätestens, wenn ich das Zeitliche segnete, wäre sie sowieso reif.

Besonders niederschmetternd war, dass diese Erzählungen davon, wie leicht es sei, das Rauchen aufzugeben, bei mir zu einer dramatischen Rauchgier führten, dass ich mir ohne zu husten zwei hintereinander hätte anstecken und sie als Doppelte wegziehen können. Ich fühlte mich wie kurz vorm Ersticken. Ich würde ersticken, wenn ich nicht sofort rauchen könnte. Der Person, der ich gegenübersaß und die so erfolgreich mit dem Rauchen aufgehört hatte, offenbarte ich damit meine ganze Schwäche, was mein Wohlbefinden nicht unbedingt steigerte. Irgendjemand hatte mir mal erzählt, RaucherInnen würden am Rauchen vor allem schätzen, tief durchatmen zu können. Es sei die einzige Möglichkeit für sie, wirklich ausreichend Luft zu bekommen. Das kann ich bestätigen. Ich hatte oft das Gefühl zu ersticken, wenn ich nicht rauchte. Auch nach einer Völlerei zum Beispiel. Da ich kaum Alkohol trinke, ersetzte mir die Zigarette den Magenbitter.

Meine Schwester Hanni, die zum Jahrtausendwechsel aufgehört hatte, gestand mir, sie habe sich Sorgen um mich gemacht. Sie habe sich verantwortlich dafür gefühlt, dass ich nicht mehr rauchte. »Erst habe ich aufgehört, dann Guntram, dann Wilhelm – und dann auch noch du. Gelegentlich fühle ich mich direkt gestresst von der Last der Verantwortung, die ich als Vorreiterin trage. Ich habe so oft an dich gedacht und dir Kraft geschickt. Ich hatte ja einen Vorsprung. Manchmal, wenn ich dich anrief, hätte ich dich am liebsten gefragt, wie es dir ohne Zigaretten ergeht, aber ich hatte Angst, du würdest sagen, du rauchst wieder, und das wollte ich nicht hören.«

»Das also hast du von mir gedacht? Dass ich wieder anfange?«, rief ich empört, denn damit war klar, was Hanni von meiner Willensstärke hielt. Typisch ältere Schwester eben.

»Das ist keine Frage des Willens allein«, erriet sie meine Gedanken, »Nikotin macht extrem süchtig. Egal. Du hast ja nicht wieder angefangen. Und ich bin stolz auf dich! Stell dir vor, jede von uns steckt eine andere an, anstatt sich selbst eine anzustecken, und so geht es immer weiter – das ist das berühmte Schneeballsystem! Und es funktioniert ohne Kettenbrief!«

Meine beste Freundin raucht nicht mehr

Nun traf es mich also auch, das von Hanni angekündigte Schneeballsystem: Hanni glaubte, ich rauche nicht mehr, weil sie nicht mehr rauchte, ich glaubte, Tomma rauche nicht mehr, weil ich nicht mehr rauchte. Selbstverständlich hatte das laut Tomma nicht im Geringsten mit mir zu tun. Es war ihr einfach so eingefallen, praktisch über Nacht. Und natürlich hatte sie keine Probleme. Außerdem wollte sie nicht darüber sprechen.

Deswegen habe ich sie eigentlich schon immer gehasst. Tomma hatte nie Probleme. Nicht in der Schule, nicht beim Sex, nicht beim Sektflaschen-Öffnen. Dass sie überhaupt nicht nikotinabhängig war, hatte sie mir schon des Öfteren eindrucksvoll bewiesen. Beim Ski-

fahren zum Beispiel. Während ich mir mittags in irgendeiner Ski-
hütte genüsslich eine hochkarätige Goldkante reinzog, simulierte
sie die Nichtraucherin, die kein Verständnis dafür aufbrachte, wenn
andere die Alpen schändeten, was meine Goldkante wegschmolz
wie den Schnee im Tal. Dies beeindruckte mich so nachhaltig, dass
ich es bei nächster Gelegenheit genauso machte – mit Claudia nach
der Sauna.

»Und du hast wirklich keine Gelüste nach einer Zigarette?«, fragte
ich Tomma ungläubig.

Tomma schüttelte den Kopf. »Im Grunde«, sagte sie, »glaube ich,
ich habe all die Jahre nur geraucht, weil ich mich so entsetzlich ge-
langweilt habe.«

»Was?«

»Na – all diese unsäglichen Liebesgeschichten. Seit über fünfzehn Jahren höre ich mir die unsäglichen Liebestöter meiner Freundinnen an. Das macht müde. Sehr müde. Abgrundtief müde. Das ist
ehrlich gesagt kaum auszuhalten. Ich weiß gar nicht, wie ich das
überstanden hätte – ohne diese öde Langeweile mit Zigaretten auf-
zublasen.«

Ich schmetterte Tomma die Namen meiner Liebesdramen entgegen, doch wieder schüttelte sie den Kopf. »Betrachte dich als Ausnahme. Du verfügst immerhin über ein gewisses Talent zu unterhaltsamer Erzählweise, also war es bei dir einigermaßen erträglich.«

Ich warf Tomma eine Packung Taschentücher an den Kopf. Die
brauchten wir dann beide, weil wir Tränen lachten.

Als Tomma fort war, hätte ich ihr gerne noch gesagt, wie stolz ich
auf sie war. Auch, wenn sie überhaupt keine Probleme damit hatte,
mit dem Rauchen aufzuhören. Sie war schließlich Tomma und bei
ihr war immer alles anders. Was ich ihr nicht gesagt hätte, war dies:
Es machte mich leicht und froh, dass sie nicht mehr rauchte. Denn
ich liebte sie und hatte Angst um sie wie um mich.

Im dritten Monat

»Genauso gut könnte ich mir was ins Ohr stecken«, sagt Rose, die seit fünf Jahren nicht mehr raucht. »Stell dir das doch mal vor!«, ereifert sie sich. »In den Mund stecken! Dauernd was in den Mund stecken. Hundertmal am Tag oder öfter. Du steckst was in den Mund und tust es wieder raus, speichelst es ein, schluckst es nicht runter. Das ist doch abartig! Und dabei ist es mir völlig egal, ob das ungesund ist oder nicht. Es ist einfach iditotisch!«

Ich hatte zu kämpfen. Mit meiner Ungeduld. Nun rauchte ich schon ein Vierteljahr nicht mehr – und dachte noch immer daran. Nicht oft. Aber zu oft. Nicht mit der Gier der ersten Tage. Aber immer noch zu lüstern. Immerhin erträglich, es handelte sich um einen zirka 5%igen Schattenanteil in meiner 95%igen Bestverfassung. Trotzdem: Musste das sein? Jetzt hatte ich mich so intensiv mit dem Thema beschäftigt. Hatte nicht nur die allgemeinen Nachteile, sondern sogar meine ganz persönlichen Suchtfallen entlarvt – und es hörte noch immer nicht auf. Längst kannte ich meine Krisensituationen auswendig. Es waren immer dieselben Anlässe, die mich mit Gelüsten plagten. Die Rituale! Die Zigarette nach dem Abendessen. Die, die angeblich den Geschmack verdirbt. Hatten mir jedenfalls früher NichtraucherInnen erzählt: »Was musst du denn jetzt rauchen, da machst du doch das ganze Essen kaputt!« Ich hatte es nicht kaputt gemacht, ich hatte es mit einem Sahnehäubchen verziert abgerundet. Mein Magenbitter eben. Ich wusste genau, es war nicht der Geschmack dieser Zigarette, der sie mich vermissen ließ, sondern ihre Funktion: Sie läutete den Abend, die Freizeit ein. Außerdem aß ich abends zu viel und bildete mir ein, diese Zigarette erleichtere es mir durchzuatmen. Alle Zigaretten, die ich früher tagsüber geraucht hatte, hatten sich von selbst in Luft aufgelöst. Selten überfiel mich ein Gelüst vor dieser einen. Die Mittagszigarette hatte ich mittlerweile vergessen, auch nachmittags kam es mir nicht mehr in den Sinn zu rauchen. Will sagen: fiel es mir nicht in Form eines Gelüstes ein, sondern als Gedankenspiel, rein theoretisch. Tagsüber spürte ich eigentlich nur ein Gelüst – keine Gier! –, wenn ich sehr viel Stress hatte. Wenn man schon Stress hat, will man wenigstens rauchen. Stress vergoldet die Zigaretten. Dass mich das Bei-Stress-Rauchen stresste, war mir nie aufgefallen, reine Gewohnheitssache. Ein Mensch, der Stress hat, ist an und für sich nichts Außergewöhnliches. Eher gilt der umgekehrte Fall: Wer heutzutage keinen Stress hat, ist verdächtig. Ein Mensch, der Stress hat und raucht, signalisiert: Ich bin wichtig. Ich habe Stress. Hier geht es um Prioritäten, meine. So jemandem wird der Kopierer sofort und widerspruchslos überlassen. Einen solchen lässt man im Straßenverkehr gerne im Reißverschlussverfahren einfädeln. Wäre es gestattet, in Supermärkten zu rauchen, würde man so jemanden sofort an der Kassenschlange vorbeilassen. Schließlich ist offensichtlich: Dieser Mensch ist in einer solch aussichts- und hilflosen Lage totaler Überforderung, dass ihm überhaupt nichts anderes übrig bleibt, als sich mit Insektengift zu betäuben und seine Lunge mit Teer und weiteren bis zu viertausend im Tabakrauch enthaltenen chemischen Verbindungen – darunter Arsenchen, radioaktives Poloniumchen, Cadmiumchen, Formaldehydchen, 43 davon erwiesenermaßen Krebs auslösend, zum Kollaps zu hetzen. Dieser Mensch ist derartig verzweifelt, dass er das höchste Gut, sein Leben, verschleudert. Wie anders sollten praktizierende ChristInnen auf einen solchen Menschen zugehen als mit der liebevollen Geduld einer fürsorgenden Oma? Nichts anderes begehrt das Herz praktizierender ChristInnen zu tun, als dem Unglückseligen Beistand zu leisten, ihm Zeit zu schenken. Ihm, der sie sich ja nimmt. Ohne zu wissen, was er tut. Teilen. Ein Stück von der eigenen Lebenszeit abbrechen und sie dem Verirrten überreichen. Ihm an Kopierern und Kassenschlangen den Vortritt lassen. Und ansonsten: beten, beten, beten.

Meine Gelüste bei Stress waren zum Glück nicht drängend, wurde aber zur hartnäckigen Gewohnheit. Jetzt eine ziehen und reinziehen – einfach, weil ich es über zwanzig Jahre so gehalten hatte. Als automatische Reaktion auf bestimmte Situationen. Wenn man mich schlägt, schlage ich zurück/rauche ich. Wenn ich mich freue, lache ich/rauche ich. Wenn ich im Lotto gewinne, umarme ich fremde

Menschen/rauche ich. Wenn ich schlecht schlafe, zähle ich Schäfchen/rauche ich. Wenn ich schlecht schlafe, trinke ich heiße Milch/rauche ich. Wenn ich eine Arbeit gut gemacht habe, besuche ich einen stadtbekannten Fresspalast/rauche ich. Wenn ich Fenster putzen muss, bin ich schlecht gelaunt/rauche ich. Und so weiter und so weiter. Es gab Hunderte von Herausforderungen, die ich stets mit derselben Geste beantwortet hatte: rausziehen, anzünden, reinziehen. Klar, dass mein erster Impuls stets die Beibehaltung dieser Gewohnheit war. Zwar waren die Gelüste – und sogar die Gier – so gut wie verschwunden. Aber ich dachte noch an Zigaretten. Sogar am Vormittag, immer, wenn mir einfiel: Du rauchst nicht mehr! Dann stellte ich mir vor, wie das wäre, zu rauchen. Und stellte natürlich immer fest: unangenehm. Ekelhaft. Brechreiz erregend. Widerlich. Bei der Nach-dem-Essen-Zigarette-am-Abend stellte ich mir das nicht vor. Nach der gelüstete mich, also würde sie gut schmecken. Dabei war mir bewusst, dass sie nur in meiner Erinnerung gut schmeckte, sie passte in eine Zeit aus meiner Vergangenheit, war ein Ritual von damals. Natürlich war es schön gewesen, als wir ein paar Barbiepuppen an den Marterpfahl banden und dann die Krokodillederhandtaschen über dem offenen Feuer brieten. Aber es war schön, weil es damals war. Heute würde es mich wahrscheinlich langweilen. Denn ich hatte mich verändert. War eine andere geworden. Das war wunderbar. Dass ich in einem einzigen Leben mehrere sein konnte, wenn ich mich der Zeit anpasste, mit der Zeit ging, die in mir vorbestimmt war, wenn ich heraushören konnte, welche Herausforderungen für mich bereitstanden – wenn ich sie annehmen wollte. Schwer fiel es mir ferner, auf die Übergangszigaretten, die bei anderen eventuell Belohnungszigaretten heißen, zu verzichten. Ich schreibe das Wort Verzichten an dieser Stelle in vollem Bewusstsein, denn noch immer verzichtete ich hin und wieder, wenn auch mit zunehmendem Genuss. Verzicht muss nicht wehtun, es kann Freude machen, diesen – kleinen – Schmerz zu spüren. Bei mir war der Schmerz ein Stich und ich genoss ihn. Ja, da stach es also wieder. Das Loch im Bauch war zugewachsen, übrig geblieben war dieses Stechen, wie von einem vergessenen Skalpell nach geglückter

Operation. Die Lust des Menschen am Leid anderer ist überliefert. Auch die Lust sich selbst zu quälen. Beispielsweise weil man unzüchtig gedacht hat. Heute gelten andere Regeln: Wer bei uns nicht absurd denkt, ist verdächtig und gehört eventuell gefoltert, aber auf die ganz sanfte Methode – vielleicht ein wenig Psychopharmaka gefällig? Früher hatten Menschen anscheinend eine wesentlich höhere Schmerzgrenze. Blieb ihnen ja nichts anderes übrig, bei Operationen ohne Narkose. Konnten sich Finger ausreißen, und wenn sie dabei mit den Wimpern zuckten, dann war das ein reiner Reflex und sonst nichts. Ja, was sollte denn unsereins sich da beschweren, wenn es mal zwanzig Sekunden im Bauch ziepte? Da machte es doch richtig Spaß, das wahrzunehmen, auszuhalten: Ja, ziep du nur, du Schwein. Fiep ruhig rum in meinen Eingeweiden, eine Zigarette kriegst du trotzdem nicht.

Also die Übergangszigaretten. Eine Arbeit abgeschlossen haben, hinsetzen, eine rauchen, die nächste Arbeit vorbereiten. Mit dem Bodenwischen fertig, hinsetzen, eine rauchen, dann mit den Fenstern weitermachen. Endlich diesen Papierstapel sichten – dabei rauchen, um besser denken zu können oder überhaupt eine kleine Freude bei dieser ätzenden Arbeit zu haben, ein bitteres Zuckerl – und dann erst recht rauchen ... und genießen! Weil ich so fleißig war. Weil ich das jetzt endlich weggeschafft hatte. Brav. Und schön tief ziehen, das hast du dir jetzt wirklich verdient, ja, ganz eine Brave bist du. Komm, zieh noch mal. Und nicht gleich wegschmeißen! Rauch schön bis zum Filter! Hast du doch so gut gemacht! Da musst du auch gut für dich sorgen! Dass die Arterien immer enger werden, ja, brav machst du das. Nicht gleich aufgeben. Schön tief rein damit, was man einmal angefangen hat, muss man durchziehen, ziehen – bis zum bitteren Ende, bis der letzte Zug abgefahren ist.

Die dritte Zigarettenart, auf die ich verzichten musste von Zeit zu Zeit, waren die Zigaretten der Schwermut. Ganz hochkarätige Goldkanten waren das: Irgendwo sitzen, gerne draußen und am liebsten nachts ... und nichts tun, außer zu rauchen. Mit allen Sinnen besinnungslos rauchen. Und mir dabei Gedanken machen. Über das Leben. Über mich. Über mein Dasein in der großen Welt und über Menschen von gestern. Rauchen und dabei in den Fotoalben der Vergangenheit blättern. Mich spüren. So ganz besonders intensiv spüren. Die Zigaretten, die ich rauchte, waren meine Verbindung zu meinem Allerinnersten, der Rauch berührte meine Seele, abgrundtief.

In den ersten drei Schwangerschaftsmonaten gilt das Prinzip »Alles oder nichts«. Zwei Drittel der befruchteten Eizellen gehen in diesem Zeitraum ab. Mit zunehmendem Schwangerschaftsalter sinkt das Risiko eines Abgangs.

Allmählich begriff ich: Mit dem Rauchen aufzuhören, wirklich aufzuhören von innen nach außen, das war keine Angelegenheit von drei Wochen oder drei Monaten. Es war ein Prozess. Und ich war mittendrin. Wenn es mich wieder einmal mit Tob-Sucht erfüllte, dass das Thema immer noch Thema war, nicht längst im Container des bearbeiteten Seelenmülls lagerte, stellte ich mir vor, ich müsste von vorne anfangen. Genau das war es. Ich fing noch einmal von vorne an. Diesmal jedoch würde ich selbst mich auf die Welt bringen: als Nichtraucherin. Und so wie ein Mensch rund neun Monate braucht, ehe er so weit entwickelt ist, außerhalb des Mutterleibes gesund lebensfähig zu sein, so wie alles eine Zeit braucht, dauerte auch mein Werden von der Raucherin zur Nichtraucherin seine Zeit. Brauchte Geduld. Eine Eigenschaft, die derzeit nicht zu den gefragtesten zählt und dennoch so unendlich wichtig für ein ausgeglichenes Leben ist, wie mir mit zunehmendem Alter dämmert.

Einer Meldung in der Zeitung entnahm ich die Höhe der Rückfallquote im dritten Monat und wunderte mich nicht. Nach nunmehr drei Monaten fühlte ich mich manchmal so leichtsinnig, dass mir der Gedanke durch den Kopf spukte: Rauch doch mal eine. Nur so, um zu wissen, wie das ist. Aber ich wusste viel zu genau, wie das wäre. Mir würde schwindlig werden und es würde ätzend schmecken. Einerseits stimmte mich das euphorisch, denn das bedeutete doch: Ich war über den Berg! und andererseits konnte ich das kaum glauben, das musste ein Irrtum sein, also musste ich es noch mal versuchen und schon würden die Ketten der Zugbrücke kreischen, und ehe ich mich versah, wäre die Zugbrücke unten und die zauberhafte Fee hätte sich das seidenzarte, fliederfarbene Chiffonkleid vom Leib gerissen, die Maske bröckelte und die an Hässlichkeit kaum zu überbietende Fratze des Anführers verschöbe sich zu einem triumphierenden Grinsen, sein gelblich haariger Körper voll eitriger Wülste reckte sich affenartig und ein unmenschlicher Schrei barst in seiner Kehle, womit er seine Mannen und Frauen johlend aufpeitschte, die Festung zu stürmen, niederzubrennen, dem Erdboden gleichzumachen.

In derselben Zeitung las ich auf der nächsten Seite das Ergebnis einer Studie: Joggen sei gesund. JoggerInnen würden sieben Jahre länger leben. Da stellt sich doch die Frage: Wenn man seine Lebenserwartung durch Rauchen um acht Jahre verkürzt, kann man dann – als rauchende Joggerin, joggende Raucherin – sieben Jahre wettmachen, heißt also rauchen und joggen, und stirbt nur noch ein Jahr früher?

Wieso sollten wir uns noch sehen, wenn wir nicht mehr rauchen

»... habe ich mir gedacht«, sagte Tomma und meinte nicht mich. Normalerweise ritt sie einmal in der Woche mit ihrer Freundin Brigitte aus. Nach dem Reiten und Versorgen der Pferde blieben sie gewöhnlich vor dem Stall sitzen. Brigitte hatte Kaffee in einer Thermoskanne dabei, Tomma etwas Süßes – und so saßen sie und rauchten und unterhielten sich.

»Dieses Rauchen vor dem Stall«, sagte Tomma, »ist doch ein ganz erheblicher Teil meiner Freundschaft mit Brigitte. Wenn ich nicht mehr mit ihr vor dem Stall sitzen und rauchen kann, brauche ich auch gar nicht mehr zu ihr fahren.«

»Aber das Reiten!«

»Das kann ich auch woanders tun. Ich habe sowieso viel zu wenig Zeit und es wäre wahrscheinlich das Beste, diese Gewohnheit, mit Brigitte auszureiten, aufzugeben – sie wohnt sowieso viel zu weit draußen.«

Hans

raucht seit acht Jahren nicht mehr. Er hat nur einen Versuch unternommen, mit dem Rauchen aufzuhören, und der hat sofort geklappt. Hans stellte sich den Rauch als Nichts vor. Er gab jeden Tag Geld für Nichts aus. Geld, das sich summierte. Das Nichts summierte sich auch – er hatte aber nicht nichts davon, im Gegenteil: das Nichts sammelte sich zu schwarzen Flecken in seinem Körper.

Hans dachte, um dies auszugleichen, brauchte er ein Nichts, das sich nicht zu einer Schwärze sammelte, sondern zu wirklichem Nichts oder zu etwas Weißem, etwas Goldenem. Seit acht Jahren bereichert Hans sein Leben mit Unsichtbarem, das allerdings sichtbaren Ausdruck in seinen lebendigen blauen Augen findet.

Hans begann mit Atemtherapie. Später folgten Urlaube mit Bildungsprogramm. Egal, ob Tanzen, Trommeln oder Bioenergetik – für Hans war nur wichtig, dass das, was er da tat, genauso wenig festzuhalten war, wie das Rauchen – und dabei keine Schwärze zurückließ.

Wenn es ihm anfangs schwer fiel, rief er sich ins Gedächtnis, dass er ein dunkles Nichts gesammelt hatte, das er nun gegen das reine Nichts eintauschte.

Im vierten Monat

Schon so weit und solch ein Rückschritt, Rückschritt in die Sehnsucht nach damals. Lag auf dem Sofa und wollte nicht aufstehen und wollte nichts tun, obwohl das Leben doch so schön war, vielleicht für die anderen, nicht für mich, wenn ich rauchen dürfte, würde es mir besser gehen.

Das Wetter war schön, viel schöner, als es sein sollte zu dieser an und für sich schönsten Jahreszeit, und schönes Wetter machte mich immer froh, doch jetzt interessierte es mich nicht, wenn ich rauchen dürfte, würde es mir besser gehen.

Wurde geliebt und liebte zurück und wurde begehrt und begehrte zurück und fand sogar: Er ist der Mann meiner Träume, aber wenn ich rauchen dürfte, würde es mir besser gehen.

Hatte Erfolg, bekam Lob und Anerkennung von überall, alles lief wie geschmiert und rundum perfekt, aber wenn ich rauchen dürfte, würde es mir besser gehen.

Ich hatte viel Zeit, endlich, das hatte ich mir gewünscht, konnte Freunde und Freundinnen treffen und vieles tun, was ich wegen Abgabeterminen lange nicht hatte tun können, und ich tat es und es war mir egal, wenn ich rauchen dürfte, würde es mir besser gehen.

Wenn ich rauchen würde, wäre das Leben bunt und das Auf-dem-Sofa-Liegen schön, denn eigentlich war es nur schön, rauchend am Sofa zu liegen, weil sich der Rauch in die Polster windet und dort eine Art Luftkissen aufbaut, das mich sanft wiegt wie ein Kinde im Fruchtwasserbade. Wenn ich rauchen würde, wäre das schöne Wetter noch schöner, weil Rauchen genauso wie das Vermeiden von Essensresten auf Tellern eben bestes Wetter garantiert. Wenn ich rauchen würde, wäre die Liebe tiefer, denn durch das Inhalieren, das Aufreißen und Ausätzen meines Innersten schaffte ich Platz für die Liebe. Wenn ich rauchen würde, wäre der Erfolg befriedigender, denn ich wüsste, was ich mit meinem Gelde anfangen sollte, erstens weiter rauchen und zweitens die Folgen bedenkend vorsorgen. Wenn ich rauchen würde, würde es mir besser gehen.

Weil ich den Kick brauchte. Wenn das Dopamin seine frohe Botschaft durch meinen Körper juchzte. Und mich attraktiv und sexy und jung und schön und reich und heiter und ausgelassen und zuversichtlich und übermütig und frei und leicht, so leicht machte. Was war ich denn schon ohne mein Dop-amin. Nur eine Hülle. Luftballonhülle ohne Luft, nur noch Fetzen und trudelnd. Ich will meinen Kick, Kick, Kick. Ziehen, saugen, ziehen, tief runterziehen, rausstoßen und wieder saugen, ziehen, tief runter und raus und saugen, zie-

hen, tief runter und raus und saugen, ziehen, tief runter und raus und
saugen, ziehen, tief runter und raus und saugen, ziehen, tief runter
und raus und saugen, ziehen, tief runter und raus und saugen, ziehen, tief runter und raus und saugen, ziehen, tief runter und raus und
saugen, ziehen, tief runter und raus und saugen, ziehen, tief runter
und raus und saugen, ziehen, tief runter und raus und

wie eine Maschine, wie eine Lokomotive, immer gleicher Rhythmus, keine Gedanken, kein Fühlen, kein Denken, stumpf und rhyth-
misch, entseelt, verloren

und saugen, ziehen, tief runter und raus und saugen, ziehen, tief
runter und raus und saugen, ziehen, tief runter und raus und saugen,
ziehen, tief runter und raus und saugen, ziehen, tief runter und raus
und saugen, ziehen, tief runter und raus und

Das also war die Wahrheit? Das also blieb von mir übrig? Ohne zu
rauchen, war ich nichts? Zigaretten bestimmten Helligkeit und Dun-
kelheit in meinem Leben? Ich opferte ihnen bereits: mich.

»Falsch«, sagte Lola. »Ob du rauchst oder nicht, das spielt keine
Rolle. Es geht dir gerade nicht gut, weil du karmisch gewisse Dinge
aufarbeitest.«

»Was für Dinge?«

»Kann ich dir nicht sagen.«

»Kannst du nicht oder willst du nicht?«, rief ich erbost.

»Wir sind nicht jeden Tag dieselben. Das hängt mit der kosmi-
schen Strahlung zusammen. Es kommt immer darauf an, wer sich
gerade bei uns einklinkt.«

»Bei mir hat sich eine Kettenraucherin eingeklinkt.«

»Damit treibt man keine Scherze! Da musst du durch, und wenn
du rauchen würdest, ginge es dir genauso.«

»Falsch«, sagte Hanni. »Ob du rauchst oder nicht, das spielt keine
Rolle. Es geht dir gerade nicht gut, weil du Mitte dreißig bist. Als ich
Mitte dreißig war, ging es mir auch eine Weile nicht gut. Aber das
gibt sich wieder!«

»Als du Mitte dreißig warst, lebtest du in Scheidung, hattest eingewachsene Zehennägel und wusstest nicht, wie du deine Hunde durchbringst.«

»Sag ich doch. Das gibt sich alles.«

»Aber ich lebe weder in Scheidung noch habe ich eingewachsene Zehennägel!«

»Aber du bist in diesem Alter. Das ist ein kritisches Alter. Glaube deiner älteren Schwester. Da musst du durch, und wenn du rauchen würdest, ginge es dir genauso!«

»Falsch«, sagte Tomma. »Ob du rauchst oder nicht, das spielt keine Rolle. Es geht dir gerade nicht gut, weil du alle paar Monate spinnst. Ich kenne dich lange genug, um das behaupten zu können. Ich habe mich sowieso schon gewundert, wie lange du dich normal verhalten hast. Jetzt spinnst du eben wieder eine Weile. Da musst du durch, und wenn du rauchen würdest, ginge es dir genauso.«

»Falsch«, sagte Elvira. »Ob du rauchst oder nicht, das spielt keine Rolle. Es geht dir gerade nicht gut, weil du diese Konstellation zwischen Mars und Jupiter hast. Auch das Quadrat da und das mit der Venus erscheint problematisch. Und sieh dir den aufsteigenden Mondknoten an. Nein, da kann man gar nichts machen. Da musst du durch, und wenn du rauchen würdest, ginge es dir genauso.«

»Falsch«, sagte Isabella. »Es geht dir nicht gut, weil du körperlich angeschlagen bist. Du hast zu viel gearbeitet. Dein ganzer Stoffwechsel ist durcheinander. Das dauert eine Zeit, bis du dich erholt hast.«

»Aber körperlich merke ich überhaupt nichts! Ich fühle mich fit! Absolut fit!«

»Das ist ja das Wunderbare. Du fühlst dich so fit, weil du nicht mehr rauchst. Was glaubst du, wie beschissen es dir gehen würde, wenn du rauchen würdest! Dann würdest du es nämlich deutlich merken, dass du am Rand eines Burnout balancierst. Du bist jetzt in einer Phase der Rekonvaleszenz. Da musst du durch, und wenn du rauchen würdest, ginge es dir wesentlich schlechter.«

Zum Glück hatte eine von ihnen oder hatten alle Recht. Nach drei Tagen war die Krise ausgestanden. Es waren – seit ich nicht mehr rauchte – die scheußlichsten drei Tage. Nach dieser langen Zeit der Abstinenz eine solch tiefe Falltür, solch stechende Giftpfeile, ungemütlich wie ein Fakirbett! Vielleicht war das eine Art Nachbeben des Abgangs eines besonders hartnäckigen, grünschwarz schillernden Giftklumpens, der sich ein letztes Mal aufgebäumt, um sein Leben gekämpft hatte: Gib mir was! Gib mir was! Ich hatte ihm nichts gegeben, hatte ihn ausgehungert, diesen Giftzwerg, Bandwurm, Parasiten – und mit einem jaulenden Winseln war er verendet und hatte keine sieben Leben. Wie nach jedem gewonnenen Kampf ging ich gestärkt weiter. Mit sicherem Gefühl und festerem Schritt.

Was ich in diesen Tagen begriffen hatte, diente mir als Brot für die Zukunft. Ich war im Inneren der Umerziehungsanstalt gewesen. Dort, wo die Gehirne der RaucherInnen gewaschen werden. Diese monströsen Reinigungszentren gibt es überall. In jeder Stadt und auch auf dem Land. Viele. Hunderte, Tausende. Sie sind gut getarnt und die, die davon wissen, sprechen nicht darüber, die, die dort arbeiten, schweigen. Die Eingänge sind schwer zu finden. Oft geht es durch Plakatwände. Passenderweise meistens dort, wo der Stempel des Gesundheitsministeriums aufgedruckt ist. Manchmal gelangt man auch durch eine Stimme ins Innere der Umerziehung. Ich war über eine Kippe gestolpert und durch den Gully gerutscht. Ich hatte nicht alles gesehen, doch genug, um mir einen Reim darauf zu machen. Das Förderband, auf dem die Gehirne in die Säle transportiert wurden. Die großen Becken, wo die Gehirne eingeweicht wurden. Die Kessel, in denen die chemischen Zusätze lagerten. Schließlich die Waschmaschinen, mit denen die Zusätze in die Gehirne gespült wurden. Das Förderband, das sie wieder nach draußen und zurück in ihre Körper transportierte. Was mich am meisten erschreckte: Man sah ihnen nichts an. Die Gehirne, die reinkamen, sahen genauso aus, wie die, die rauskamen.

Einfach aushalten. Es gab Zeiten, Situationen, Zustände, Umstände, die musste man lernen auszuhalten, denn im Aushalten lag das Geheimnis der Lösung. Solche Zeiten gab es nicht oft und Aushalten sollte nicht verwechselt werden mit Aussitzen. Doch in jenen Sonderfällen galt: eine Nacht darüber schlafen. Morgen sieht die Welt wieder anders aus. Da erblühte das Körnchen der Wahrheit in all den Kalendersprüchen.

Es war lau und die Nächte waren kurz und erschienen deshalb so lang und ich ging vorbei an Straßencafés und sah den Menschen zu, die dort saßen, beinahe alle rauchten, es war fast so, als dürften nur die, die rauchten, an der Promenade sitzen, und sie waren braun gebrannt und trugen Goldschmuck und langes Haar und lachten laut. Überall diese Fröhlichkeit, die sie sich heraussaugten aus ihren Zigaretten oder von der sie zu viel hatten, sodass sie sie dämpfen mussten, und ich hatte keine. Ich ging entlang am See und sah die Pärchen auf den Bänken und die Glut ihrer Zigaretten und sie flüsterten miteinander von Liebe und Ewigkeit. Überall diese Romantik, die sie sich heraussaugten aus ihren Zigaretten oder von der sie zu viel hatten, sodass sie sie dämpfen mussten, und ich hatte keine. Alles um mich stand in Fliederflammen und feierte den Frühling, das Leben, die Liebe – nur ich nicht, denn ich hatte nichts, woraus ich ziehen, was mich verzehren konnte. Und wollte nichts, denn in mir war genug. Ich hatte nicht das geringste Verlangen zu rauchen! Das war das wirklich Verrückte daran. Ich wollte nur dazugehören. Lange hatte ich dazugehört. Aber nachts am See entlangzuschlendern einfach so als Spaziergängerin ohne. Das kannte ich nicht. Sobald ich mir auch nur vorstellte, ich sollte Zigarettenrauch inhalieren, befiel mich Widerwillen. Ich wollte keine Zigarette rauchen, die etwas Besonderes wäre, nach der mir schwindlig würde. Ich wollte eine ganz normale Raucherin sein, die zog, ohne darüber nachzudenken, der es nicht schwindlig wurde, kurzum: für die Rauchen selbstverständlich war. Ich wollte keine solche sein, die monatelang hin und her dachte, ehe sie einen Zug wagte. Wollte eine frisch aus der Umerziehungsanstalt sein. Kein linksradikales Subjekt. Sondern eine solche, die ohne mit den Bronchien zu zucken eine Schachtel vernichtete. Aber der Weg dahin. Den auch nur versuchsweise, auch nur mit dem kleinen Zeh zu betippen erschien mir unmöglich. Mein Inneres fühlte sich so rein und sauber und klar und gut gelüftet an. In dieses helle, reine, saubere, frisch gestrichene Innere sollte ich Giftschwaden lassen? Nein bestimmt nicht! Seit vier Monaten war ich clean. Ich wollte es bleiben. Und ich hatte ganz ehrlich – wirklich? – ja! – horch in dich hinein – ja, wirklich, so ist es: Ich hatte keine Lust zu rauchen. Keine Gier, kein Gelüst, nichts. Wollte nur dies: dazugehören. Und es erschreckte mich, dass ich – über dreißig immerhin – dieser Masche auf den Leim ging ... wie damals. Wie am Anfang, als ich mit meiner Freundin auf den trostlosen Treppen des trostlosen Hinterhofs saß, dessen Trostlosigkeit nur noch von der Trostlosigkeit seiner Aussicht übertroffen wurde.

Ich wusste nun genau, wie unvereinbar mein Leben als Raucherin mit meinem Leben als Nichtraucherin war. Ich konnte nicht irgendwann mal eine rauchen. Ich würde nie wieder rauchen und ich musste mich damit abfinden. Oder – in einer gehobeneren Stimmung formuliert: Ich brauchte nie wieder zu rauchen. Ich war frei.

Dies war der Beginn meines Abschieds vom Rauchen. Bis zu diesem Moment war ich eine Raucherin gewesen, die nicht rauchte. Nach vier Monaten stand ich dort, wo ich das Schiff besteigen sollte, das mich ins gelobte Land brächte. Bis hierhin war ich auf dem Landweg unterwegs gewesen. Hatte nicht mal gewusst, dass dieser Weg mich an ein Meer führen würde, das zu überqueren es nun galt. Ich liebte das Wasser und freute mich darauf.

Mikrofone ein

»Wie geht es dir?«, fragte Leo am Telefon und ich wusste, er meinte, wie es mir ohne Zigaretten ergehe, denn ich hatte gerade Lust zu rauchen, was er wohl spürte, das erste Mal an diesem Tag ein solches Gelüst und es war fast Mitternacht!

»Küss mich«, sagte ich, »küss mich eine Zigarette lang.«

Und weil ich dies sagte, baute ich eine Brücke, über die konnte Leo zu mir und mich festhalten eine Weile, und dann ging ich zurück an mein Ufer.

Was ich aussprach, hatte ich im Griff, fast immer. Es war genauso wie mit Ängsten. Sobald ich einer Angst ihren Namen geben kann, sich eine diffuse Angst in eine klar zu benennende Sache verwandelt, ist sie dingfest, kann ich mich auf den Weg machen, sie zu bannen. Alles, was ich dazu brauche, ist der Mut, den Ängsten auf die Schliche zu kommen, und dazu muss ich aufmerksam sein.

Wenn sich die Programme aus der Umerziehungsanstalt in unbeabsichtigter Weise selbständig zu machen drohten, hielt ich ihnen ein Mikrofon vor. Sie gewannen dadurch nicht etwa an Einfluss. Die Lautstärke machte ihr falsches Ansinnen erst hörbar. Sobald die Einflüsterstimmen laut wurden, verloren sie jeden Wohlklang. Schepperten rostig und blechern. Verloren sich in Gefistel. Brachen ab oder vergaßen ihren Text. Und waren plötzlich verstummt.

Das Einzige, was mir nicht passieren durfte, war, die Heimtücke der Flüsterstimmen zu unterschätzen. Sie gaben sich als meine eigene Stimme aus – das war das Problem. Doch sobald ich ihnen ein Mikrofon vorhielt, wusste ich wieder unbeirrbar, was meine eigene Stimme war.

Ohne Rauchen macht das Leben keinen Spaß. Nur gedacht oder meinetwegen geflüstert schafft es dieser Satz durch die Passkontrolle. Mit Zimmerlautstärke gesprochen wird ihm die Einreise verwehrt. Laut gerufen weckt er nur noch Gespött. Und so ergeht es allen anderen Sätzen auch:

Ohne Zigaretten bin ich einsam.
    Ohne Rauchen weiß ich nicht, was ich tun soll.
    Ohne Rauchen macht Internetsurfen keinen Spaß.

Ohne Rauchen bin ich nicht mehr interessant.

Ohne Rauchen will ich nicht nach Italien fahren, denn was soll ich an irgendeiner Piazza vor irgendeinem Duomo sitzen – mit Cappuccino, aber ohne Zigaretten.

Ohne Rauchen weiß ich nicht, was ich reden soll.

Ohne Rauchen brauche ich nicht mehr schwimmen, weil ich danach nicht rauchen kann.

Ohne Zigaretten verliere ich beim Billard.

Ohne Rauchen will ich nicht mit dem Zug fahren, weil ich dann nicht aus dem Fenster schauen kann.

Ohne Rauchen schmeckt Kaffee nicht.

Wenn ich nicht rauche, fordert mich niemand zum Tanzen auf.

Ohne Rauchen habe ich keine Lust, im Wald zu vögeln.

Wenn ich nicht rauchen darf, brauche ich auch keine Musik zu hören.

Wenn ich nicht rauchen darf, brauche ich auch nicht lesen.

Ganz egal, was es ist. Wichtig ist: Raus damit! Laut! Allein dies – das laute Aussprechen – dreht die Behauptung nämlich schon um:

Jetzt entdecke ich neue Lebensfreude: Ich rauche nicht mehr.

Ich brauche keine Zigaretten mehr, um mich wohl zu fühlen. Juhu!

Ich brauche keine Zigaretten mehr, damit ich weiß, warum ich auf der Welt bin!

Ich brauche keine Zigaretten mehr, um mich im Internet zurechtzufinden.

Ich bin interessant. Jetzt erst recht! Weil ich es geschafft habe, mit dem Rauchen aufzuhören!

Mein Thrill: Urlaub ohne Zigaretten! Das probiere ich jetzt mal aus: Cappuccino in Italien ohne Zigarette. Wahnsinn, was für eine Kleinigkeit genügt, den Urlaub spannend zu machen!

Und so weiter und so weiter und so weiter ...

... jede Raucherin kann dieser Liste ihre ganz persönlichen Einflüsterungen hinzufügen. Und dann lachen. Denn sie sind einfach: zu blöd!

Isabella

raucht, seit ich sie kenne, und das ist ziemlich lange. Seit ich Isabella kenne, hasst sie es zu rauchen. Als sie unter dreißig war, glaubte ich ihr das auch. Skeptisch wurde ich, als sie über vierzig war und noch immer rauchte. Wo sie es doch so offensichtlich ablehnte, dass ich sie, ohne mich eines Verrats schuldig zu fühlen, als militante Nichtraucherin bezeichnen würde. In ihrer Wohnung darf niemand rauchen. Nur sie selbst. Wenn sie eine Party gibt, mietet sie Räumlichkeiten, damit in ihrer Wohnung nicht geraucht wird.

Isabella sucht einen Mann. Einen Nichtraucher. Denn – wie gesagt – Isabella verabscheut Raucher. Raucher sind Versager. Wie die stinken. Und dass sie süchtig sind. Isabella selbst ist nicht süchtig. Sie raucht eigentlich nur aus einem gesellschaftlichen Zwang heraus. Weil sie sich gerne mit der Masse verbindet und die Masse raucht. Isabella findet rauchen kommunikativ und wichtig als Ritual zwischen den Menschen. Rauchen schafft Bindung und Nähe, sagt Isabella, weshalb sie sich gezwungen sieht, in Gesellschaft zu rauchen. Wenn sie alleine ist, sagt Isabella, könnte sie sehr gut auf das Rauchen verzichten, aber dann fällt es ihr wieder so schwer, in Gesellschaft zu rauchen, es fehlt ihr sozusagen die Übung, also muss sie auch rauchen, wenn sie alleine ist. Es bereitet ihr aber überhaupt keine Probleme, nicht zu rauchen. Darum möchte sie sich unbedingt in einen Nichtraucher verlieben. Nur einen solchen könnte sie achten und ehren.

Einige Male war ich mit Isabella im Urlaub und musste vorher umfangreichen mündlichen Verträgen zustimmen, die besagten, was ich zu tun und zu lassen hatte. So war mir untersagt, in den Räumlichkeiten, die wir bewohnten, zu rauchen, und auf dem Balkon nur zu festgelegten Zeiten. Niemals sollte ich nach Mitternacht rauchen und auf keinen Fall am Strand. Isabella war eben ein bisschen merkwürdig. Das war ich auch. Und ich mochte Isabella. Sehr.

Im fünften Monat

»Rauchst du noch immer nicht?«, fragten mich manche Menschen, ohne zu wissen, dass sie sich damit auf eine höchst unsichere Startposition bei meinem nächsten Freundschaftstest, korrigiere: Bekanntschaftstest katapultierten. Denn meine Freunde und Freundinnen, da bin ich sicher, fragen so nicht.

Während ich zu Beginn meines neuen Lebens noch jeden Tag und wie aus der Pistole geschossen antworten konnte, wie lange es währte, drei Wochen, fünf, zwei Monate, vergaß ich es mittlerweile und musste nachrechnen, wenn ich gefragt wurde. Dennoch konnte von Routine noch keine Rede sein. Nach meiner 3-Tages-Krise fühlte ich mich allerdings gefestigter. Diese Krise hatte mir gut getan – wie die meisten Krisen. Stets waren sie – natürlich nur rückblickend – das Beste gewesen, was mir hatte passieren können, weil sie immer eine expansive Wendung zum Glücklichen einleiteten.

Erst nach so langer Zeit begriff ich in vollem Umfang, was ich oft gelesen hatte: dass die wundersame Entspannung beim Rauchen nur ein Nachlassen der Entzugssymptome ist. Dass die Goldkanten so göttlich schmeckten, weil ich durch vorhergehenden Verzicht mehrere Meter Entzug aufgebaut hatte. Von Anfang an hätte ich diesen Satz so hinschreiben können. Doch erst nach Monaten begriff ich, was er bedeutete. Dass er der Treibstoff für all die Shows und Einflüsterstimmen war. Psychischer Entzug und basta. Ganz schön desillusionierend! Ein solch gewaltiger philosophischer Überbau für die schlichte Wahrheit: Ich brauche meinen Stoff. Und ich war auch noch darauf reingefallen. Es war gleichermaßen niederschmetternd wie amüsant, vor allem aber aufschlussreich, sich immer mal wieder neu kennen zu lernen. Und so bereitete es mir das allergrößte Vergnügen, mich von der diamantbesetzten Goldkante zu verabschieden. Sie hatte sich gut versteckt gehalten all die Monate. Aber jetzt hatte ich sie entlarvt und würde keinen Tag länger mit ihrer bitteren Versuchung in einem Gehirn leben wollen. Insgeheim hatte ich sie mir selbst gezüchtet, diese Krönung aller Goldkanten. Ohne es zu denken, hatte ich manchmal wohl erspürt: Wenn ich es geschafft habe, mit dem Rauchen aufzuhören, rauche ich eine. Diese eine war natürlich immer größer, immer goldener, immer herrlicher geworden. Eines Nachts ging ich an Deck des Dampfers, auf dem ich nun schon eine Weile reiste, schaute lange ins Wasser und dann hielt ich die diamantene Kante über die Reling und ließ sie fallen. In Sekunden war sie versunken. Sie war eben ein besonders schwerer Brocken.

Meiner Freundin Rita fiel es beim Billard auf, dass ich nicht rauchte. Obwohl sie Nichtraucherin war. Ich hatte mich als Raucherin oft gefragt, was NichtraucherInnen wohl über »uns« dachten. Wenn wir rausgehen mussten, um zu rauchen. Wenn wir uns nach dem Kino sofort die Stange gaben. Wenn wir, kaum hatten sie den letzten Bissen runtergeschluckt, schon eine anzündeten. Wenn wir ihnen gegenübersaßen und der Rauch aus unseren Nasen oder Mündern quoll. Was sie dabei wohl dachten? Ob sie sich lustig machten? Warum sprachen sie uns nicht darauf an? Genossen sie es, uns zu beobachten, zu riechen, zu verachten? War dies unsere Daseinsberechtigung: NichtraucherInnen zu unterhalten, zu amüsieren, ihrem Selbstwertgefühl zu schmeicheln? Manchmal war es mir in Gegenwart von NichtraucherInnen unangenehm gewesen zu rauchen. Besonders, wenn es leise war und nur das Ziehen an meiner Zigarette, mein Feuerzeug, mein Ein- und Ausatmen zu hören war. Schreckliche Geräusche in einer Stille. Da ließ sich nichts vertuschen. Da war auch ein Mikrofon eingeschaltet gewesen – aber es hatte nichts genutzt.

Ich wusste die Kugellagen, in denen ich mir beim Billardspielen eine angezündet hätte, und schaute Rita zu, für die der ganze Abend verlief, ohne dass eine solche Lage auftauchte. Ihr fehlte nichts, sie spielte einfach und meinte irgendwann: »Die Luft hier ist ziemlich verraucht.«

»Ja?«, sagte ich. Es war mir gar nicht aufgefallen. Aber eines Tages würde es mir auffallen und Zigaretten würden mir nicht mehr einfallen.

»Hast du eigentlich nie geraucht?«, fragte ich Rita.

»Nein«, sagte sie. »Es war mir zu gefährlich.«

»Wie meinst du das?«

»Ich wusste, dass es mir schmecken könnte. Deshalb ließ ich es bleiben.«

Erstaunt schaute ich Rita an. So etwas hatte ich noch nie gehört. Eine Nichtraucherin, die meinte, Zigaretten würden schmecken – und die es deshalb sein ließ. Nicht nur ich selbst – auch andere waren immer wieder für ein, zwei Überraschungen gut.

Die Gefahren des Rauchens

Die meisten Menschen denken dabei nur an jene Gefahren, die die rauchende Person ihren Innereien durch Inhalation von Schadstoffen zufügt. Ich spreche hier von einem der vier Elemente. Wie es so schön heißt: Messer, Schere, Feuer, Licht – sind für kleine Kinder nicht. Da eine Person, die dringend eine Zigarette braucht, durchaus mit einem Kleinkind verglichen werden kann, sollte sie nie unbeaufsichtigt rauchen.

Immer wieder liest man in einer Zeitung von einem solch tragischen Fall – allerdings nur als kleine Notiz, außer es handelt sich um eine prominente Persönlichkeit, bei der dies wahrscheinlich verschleiert würde, es ist kein Heldentod, im Bett zu verbrennen. Nicht mal versuchen zu löschen oder den Brand wenigstens selbst gelegt zu haben. Sondern eingeschlafen zu sein, wie schwächlich, und dann noch mit einer Zigarette in der Hand, wie überflüssig, das haben uns schon die Urgroßeltern erzählt, nicht im Bett rauchen, also auf keinen Fall allein, und wenn es sich um Zigaretten danach handelt, gemeinsam Verantwortung tragen und darauf achten, dass auch der Partner, die Partnerin ausdrückt, ansonsten die Konsequenzen tragen, eventuell gemeinsam ausgedrückt zu werden.

Mir war es seit der Pubertät klar, dass im Bette zu rauchen einen möglicherweise sehr langen Schlafe geradezu provoziert. Die wenigen Male, wo ich allein im Bett liegend rauchte, tat ich dies mit sehr schlechtem Gewissen und versuchte, mich durch permanentes Ohrfeigen wach zu halten. Leider schlug ich mir dabei mehrfach auf die in meinem Munde steckende Zigarette, sodass ich einige hässliche Verbrennungen davontrug und später zu einer anderen Variante überging: mit der Zehenübung, mit der ich sonst Handtücher aufhebe, in die Waden des anderen Beines zu kneifen.

Ingeborg Bachmann, für die meine Deutschlehrerin schwärmte, was mir den Zugang erschwerte, da ich nicht für meine Deutschlehrerin schwärmte, starb nach einem Wohnungsbrand. Die Dichterin starb aber nicht gleich, sondern lag noch einige Tage als Mumie eingewickelt in einem Krankenhaus. Ich habe gelesen, sie kam nicht mehr zu Bewusstsein. Ich möchte mir nicht vorstellen müssen, wie das wäre, nach einem Brand, den ich durch meine Zigarette selbst verursacht hätte, aufzuwachen, und zwar enthäutet. Nicht tot sein, aber eigentlich so gut wie. Nur schmerzhafter. Unendlich schmerzhaft. Als Lebensperspektive eine nicht enden wollende Reihe von Operationen, keine Kleinigkeiten, sondern Hauttransplantationen, Schmerzen, Schmerzen – und trotzdem nie wieder so aussehen, dass ich es wagen würde, unter Menschen zu gehen. Verbrennen an und für sich kann nur angenehm sein, wenn man vorher ohnmächtig wird – durch Rauchentwicklung, einen Schwelbrand also, wozu sich Bettzeug vortrefflich zu eignen scheint – und nachher wirklich tot ist.

Während der Bettbrand meistens auf die darin liegenden Personen übergreift, kann es beim Wohnungsbrand beim Sachschaden bleiben – wobei ein Wohnungsbrand gern auf nebenliegende Wohnungen übergreift, in denen sich wiederum Menschen befinden können.

Ich selbst gehöre nicht zu jenen, die eine halbe Stunde brauchen, bis sie sicher sind, ob sie ihren Herd auch wirklich ausgedreht, die Wohnungstür auch wirklich abgeschlossen haben. Dennoch ist es mir mindestens ein Dutzend Mal passiert, dass ich, was den Aschenbecher betraf, den ich vor dem Verlassen der Wohnung in den Müll geleert hatte, hochgradig beunruhigt war. Beim ersten Mal rief ich eine Nachbarin an – es gab noch keine Handys, und eben waren Münzauf Kartentelefone umgestellt worden und ich hatte aus prinzipiellem Widerspruchsgeist – astrologisch bedingt – natürlich keine Karte für ein solches Kartentelefon bei mir, fand aber nur Kartentelefone, da diese Taktik zu den Umerziehungsmethoden der Telecom (vormals Deutsche Bundespost) gehörte und das Münztelefon, das ich dann endlich ausfindig machte, war selbstverständlich kaputt; es war also alles andere als unkompliziert, meine Nachbarin anzurufen, bei der selbstredend belegt war, sehr lange, damals kostete Telefonieren eigentlich nur Zeit. Als ich endlich die Stimme meiner Nachbarin am Telefon vernahm, wusste ich wenigstens, dass sie noch lebte, der Brand nicht auf ihre Wohnung übergegriffen hatte. Es gab noch zwei Nachbarwohnungen. Eigentlich hätte ich längst zu Hause sein können. Die Telefonaktion dauerte bereits eine Stunde und ich hatte einen sehr wichtigen Termin verpasst, mit dem meine persönliche und finanzielle Lage eine überaus positive Wendung hätte nehmen können. Ich bat meine Nachbarin, in den Keller zu gehen.

Der Aufzug ist kaputt! – Bitte, würden Sie die Treppen nehmen! – Aber meine Hüften! – Bitte! Es steht einiges auf dem Spiel! – Außerdem ist frisch gewischt, wenn ich da ausrutsche! Obwohl ich mich ja freue, wenn frisch gewischt ist, wo unser Treppenhaus ein Saustall ... – Ich bitte Sie! Bitte! Gehen Sie in den Keller! Über die Treppe! Sofort! Bitte! – Und was tu ich da?- Bitte hören Sie mir zu!

Ich verriet ihr die Zahlenschlosskombination meines Kellerabteils, machte sie mit meiner Kellerunordnung vertraut: Die Schlittschuhe hinten rechts – Vorsicht, wenn man den Schrank öffnet, fällt einem der Karton auf den Kopf – und dann im linken Schlittschuh, der Wohnungsschlüssel.

Nach dem Telefonat war ich überhaupt nicht beruhigt und fuhr sofort nach Hause, wobei ich eine rote Ampel übersah, was wiederum Folgen hatte, die ich an dieser Stelle nicht auch noch bekannt geben möchte. Meine Nachbarin begegnete mir auf der Treppe, sie humpelte mit einem am Boden schleifenden Gesicht nach oben. Natürlich glimmte in meiner Wohnung nichts. Ich setzte mich aufs Sofa und rauchte hektisch, um mich zu beruhigen. Ich schwor mir, nie wieder vor dem Verlassen der Wohnung einen Aschenbecher auszuleeren. Ich tat es natürlich trotzdem wieder. Da ich damals in einer

Mehrparteienwohnanlage lebte, hatte ich noch einige NachbarInnen zur Auswahl. Als ich durch war, zog ich um.

Unbedingt raten möchte ich an dieser Stelle, die persönliche Versicherungslage zu überprüfen. Gerade für RaucherInnen ist es überlebenswichtig, optimal versichert zu sein und keine Eventualität auszulassen. Es ist nun mal so: Wer raucht, sitzt auf einem Pulverfass.

Auch die Unauffindbarkeit von Zündmaterialien gehört zu den allerorten unterschätzten Gefahren des Rauchens. Plötzlich ist das Feuerzeug verschwunden. Das gibt's doch nicht! Eben war es noch da! Aber alles Suchen hilft nichts, und je mehr ich suche, desto nervöser werde ich, desto gestresster bin ich, desto dringender brauche ich eine Zigarette. Da bleibt nur noch das Anzünden am Elektroherd. Platte einschalten, bis sie glüht, Zigarette in Mund stecken und sich mit der Zigarette, an der das Gesicht hängt, der glühenden Herdplatte nähern. Einerseits vorsichtig, denn natürlich befiehlt diese sengende, brennende Hitze dem Körper, den Beinen nur eines: Zurück! Schnell! Gefahr! Andererseits muss man sehr nahe an die Platte heran, denn eine Zigarette ist nun mal nicht zwei Meter lang. Da trennt sich die Spreu vom Weizen. Ich gestehe: ich gehörte dazu. Echte HeldInnen überwinden ihre natürlichen Reaktionen, ihren Überlebenstrieb, sprich: die ganze Evolution und haben auch keine Angst, mit den Wimpern zu zucken, weil sie nämlich keine mehr haben. Bei größeren Nasen, wozu HeldInnen im Allgemeinen neigen, besteht die Gefahr einer Nasenspitzenverbrennung bis zu zweiten Grades, was für die betreffenden HeldInnen zweifellos weniger schlimm ist, als keinen Zündstoff zu haben. Deshalb der Tipp: Unbedingt auf Gasherd bestehen, der führt zu keiner Verbrennung, und wenn man das Gas brennen lässt, merkt man das meistens auch schneller als beim Elektroherd. Dagegen spricht, dass Gasexplosionen sehr unangenehm und meistens tödlich verlaufen, aber das ist ein anderes Thema.

RaucherInnen von selbst gedrehten Zigaretten beweisen ihr Heldentum damit, dass sie nicht vor einer an der Unterlippe kleben bleibenden Zigarette zurückzucken, was zu zweierlei Verletzungen führen kann: Erstens beträchtliche Unterlippenverletzungen mit starken Blutungen in Folge von Rissen. Zweitens kann es beim Versuch, die Zigarette aus dem Mund zu nehmen, zu einer Verbrennung an den Fingern kommen, wenn diese nämlich – weil die Zigarette an der Unterlippe haften bleibt – bis zur Glut nach vorne rutschen. Sehr häufig findet sich diese Verletzung dort, wo – wir sprachen in anderem Zusammenhang bereits über diese Partie – Schwimmhäute angewachsen wären, wenn wir welche hätten, und dort heilen Verletzungen nur sehr zögerlich und bedürfen langwieriger Behandlungen, die nicht von allen Krankenkassen übernommen werden – ein Vergleich lohnt sich.

Die Zigarettenglut und ihre Verletzungsgefahr ist ein solch umfangreiches Kapitel, dass es unmöglich erscheint, an dieser Stelle auf alle Eventualitäten auch nur peripher einzugehen. So greife ich ein beliebiges Beispiel aus der Vielzahl an Möglichkeiten heraus – möge es stellvertretend für alle stehen. Das Problematische an der Glut ist ihr Sekundärverhalten. Menschen verletzt sie primär selten. Sie fühlt sich hingezogen zu Dingen, also Einrichtungsgegenständen wie Teppichen oder Verhüllungsgegenständen wie Kleidung – kurzum: Stoffen aller Art. Diese können sich – das liegt in ihrer Natur – nicht wehren. Oftmals sind aber gerade jene Menschen, die Glut verlieren, was an und für sich schon schrecklich genug ist, außerdem noch unterversichert, was in der Folge zu oben erwähntem Sekundärverhalten der Glut führt, weil nämlich die Glutopfer, wenn sie von der katastrophalen Versicherungslage erfahren – nun ihrerseits mit zuweilen nicht zu unterschätzender Härte und Erbarmungslosigkeit durchziehen.

Abschließend möchte ich mich noch dem auch in den Medien immer wieder gern diskutierten Thema: Rauchen beim Autofahren widmen. Die Dunkelziffer der Unfälle, die durch Zigarettenrauchen verursacht werden, ist erschreckend hoch. Unfall verursachend wirkt hier primär die Zigarettenorganisation – also Zigaretten aus Taschen, Jackets, Koffern, Einkaufstüten etc. fingern. Besonders seit es in Mode gekommen ist, Rucksäcke – die sich oftmals durch fehlende Liebe zum Detail und gänzlich fehlende Taschenlösungen auszeichnen – als Handtaschen zu missbrauchen, verdunkelt sich die Dunkelziffer stetig. Aber auch die Zigarettenpackung in der Innentasche des auf dem Rücksitz liegenden Jackets, das man auf keinen Fall knittern möchte, erscheint hoch problematisch. Hält man die Zigaretten dann glücklich in Händen, lauert schon der nächste Unfallverursacher: die Organisation von Feuer. Feuerzeug ertasten, suchen, finden – oder eben nicht finden – eventuell Zigarettenanzünder, wenn funktionstüchtig gut, wenn nicht: hoch problematisch. Eventuell Handschuhfach durchwühlen nach Streichhölzern, dabei alles Mögliche, leider keine Streichhölzer finden, günstigstenfalls kein weiterer Anlass zur Unaufmerksamkeit, aber was ist, wenn man im Handschuhfach des Wagens der Ehefrau/des Ehemanns plötzlich etwas findet, was dort wirklich nichts zu suchen hat ...

Ganz riskant auch die Methode, aus einem defekten Feuerzeug die letzte Zuckung herauskitzeln zu wollen, indem man es beispielsweise über das Polster des Beifahrersitzes oder den eigenen Oberschenkel ratscht und versucht, so viele Funken zu erzeugen, dass sie genügen, eine Zigarette in Brand zu setzen. Dies beim Autofahren praktiziert ist eine todsichere Methode, bald mehr als genug Funken zu erzeugen, unglücklicherweise allerdings keine zigarettenkompatiblen.

Brennt die Zigarette, ist die Gefahr noch lange nicht gebannt. Zum Beispiel, weil man – obwohl Kette rauchend – darauf besteht, man führe ein Nichtraucherauto und prinzipiell nur aus dem Fenster ascht und kippt – ohne Rücksicht auf hinterher fahrende MotorradfahrerInnen, so wie man auch ohne Rücksicht auf MotorradfahrerInnen die Scheibenwischanlage voller Frostschutzmittel betätigt. Wirft man also die Zigarette aus dem Fenster, ist sie nicht unbedingt weg. Sie kann durch dasselbe oder das hintere Fenster zurück ins Wageninnere geweht werden. Mir ist überdies kein Raucher bekannt, der nicht schon einmal in der fatalen Lage gewesen wäre, seine brennende Kippe während des Fahrens suchen zu müssen. Entweder sie entglitt der Hand aus unerfindlichen Gründen – ein kleiner Schwächeanfall oder beginnendes Rheuma – oder es geschah sonst irgendeine Unpässlichkeit, bei der man sich lieber ohne Zeugen wähnt. In diesem Falle ist dennoch zu hoffen, dass man Zeugen geladen hat, die die Zigarette suchen. Ansonsten kann es ganz schnell ganz dunkel werden.

Zum Schluss möchte ich daran erinnern, dass im Verkehr nicht nur das eigene Leben, sondern auch das aller anderen Verkehrsteil-nehmerInnen auf der Straße steht. Wer raucht, gefährdet nicht nur sich, sondern alle. In diesem Sinne: Gute Fahrt.

Elvira

sagt, sie raucht, weil sie das spannend findet. Sie steht nun mal auf Morbides. Sie sammelt auch Käfer und spießt sie auf. Außerdem ist sie selbstzerstörerisch. War sie schon immer. Mit zwölf hat sie nicht nur Camus gelesen, sondern auch kritische Essays über ihn ge-schrieben. Leider hat die niemand verstanden.

Elvira verwendet eine Menge großer bedeutsamer Wörter, die klin-gen wie Eisenblöcke, sind kaum hochzuheben und sehr schwarz. »Der Existenzialismus, du verstehst?«, fragt sie. Natürlich verstehe ich.

»Das Recht des Einzelnen auf Suizid, du verstehst?«, fragt sie. Und natürlich verstehe ich.

Elvira ist eine wunderschöne Frau. Immer trägt sie schwarze Kleidung und natürlich fährt sie im Urlaub ausschließlich nach Frankreich. »Es ist wegen damals«, sagt sie, als hätte sie damals da-zugehört, dabei war sie damals noch gar nicht auf der Welt, aber na-türlich verstehe ich.

In seltenen Augenblicken, wenn die Rauchschwaden um Elviras schönes Gesicht mit den schwarz umrandeten Augen ein wenig lich-ter werden, erhasche ich einen Blick auf ein Dahinter und dort sitzt eine ganz andere Elvira, die ist so zart und durchsichtig und wie aus Glas, dass ich nicht weiß, ob sie zu jener schwarzen Elvira gehört, aber die, die da in der Ecke sitzt, die würde ich gerne mal umarmen und streicheln und ihr ein Glas heiße Milch mit viel Honig drin brin-gen, aber schon sind die Schwaden wieder dicht und das Bild wird trübe.

Was wäre, wenn

... Rauchen nicht gefährlich wäre?

Wäre das: das Paradies? Wäre es das, was zu meinem Glück noch fehlte? Liebe, Reichtum, Erfolg – alles nichts wert, solange ich nicht rauchen darf, aber jetzt! Wenn sie endlich erfunden würde. Die Zigarette, die schmeckt wie eine Zigarette und überhaupt nicht schädlich ist. Die egal ist. Egal wie heiße Luft.

»Was wäre, wenn Rauchen nicht gefährlich wäre?«

»Es wäre langweilig zu rauchen«, sagte Hartmut, »weil es dann nicht mehr reizvoll ist.«

»Niemals! Da ist es doch erst recht reizvoll! Ich könnte rauchen ohne schlechtes Gewissen!«

»Und? Findest du das gut?«

»Natürlich! Das wäre ein Traum!«

»Ich fände das ziemlich öde. Ich meine, ich will doch meinen Spaß haben. Wenn ich beim Rauchen kein schlechtes Gewissen mehr habe, habe ich auch keinen Spaß mehr!«

»Was wäre, wenn Rauchen nicht gefährlich wäre?«

»Es würde viel weniger geraucht werden«, sagte Johannes. »Es wäre nicht mehr interessant zu rauchen. Man wäre langweilig als Raucher.«

»Weil man heutzutage durch das Rauchen zeigt, dass man ein superguter Typ ist, der den Mut hat, mit dem Risiko zu spielen?«

»Eben. Also wäre es nicht mehr zweckdienlich zu rauchen. Es schmeckt ja sowieso nicht. Was am Rauchen schmeckt, ist nicht der Geschmack. Es ist das, was wir damit verbinden. Die Gefahr. Man kann immerhin daran sterben. Also Todesgefahr. Und die inspiriert. Die macht geil. Das ist Leidenschaft, verstehst du?«

»Raucher und Raucherinnen sind Gefahrensucherinnen und ohne Gefahr suchen sie keine Zigarette mehr?«

»Das ist meine Meinung.«

»Das bedeutet, dass die permanenten Drohungen von Seiten der Krebsforschung oder Krankenkassen oder auf den Zigarettenpackungen eigentlich das Gegenteil bewirken, weil sie beweisen, wie gefährlich rauchen ist?«

»Genau!«

»Was wäre, wenn Rauchen nicht gefährlich wäre?«

»Du meinst, wenn es nicht süchtig machen würde?«, fragte Leo.

»Nein, wenn es nicht gefährlich wäre.«

»Es ist nur gefährlich, weil es süchtig macht. Und wenn es nicht süchtig machen würde, würde niemand mehr rauchen. Oder die Leute würden nur noch sehr selten rauchen. Sie würden vielleicht wirklich nur noch die Zigaretten rauchen, die du die mit der Goldkante nennst. Und nicht mal darüber wäre ich mir sicher. Ich glaube, die Leute würden es einfach vergessen. Denn was sollten sie auch rauchen. Es schmeckt nicht. Und sie tun es doch nur, weil sie süchtig danach sind.«

Im sechsten Monat

Jedes Mal, wenn ich nicht wusste, warum ich vor Glück nicht explodierte, hielt ich das Nichtrauchen für schuld daran, obwohl ich nur an meine Freundinnen zu denken brauchte, um eines Besseren belehrt zu werden. Klimatische Einflüsse, Hormone, Biorhythmus oder Vollmond – das hatte es vorher doch auch gegeben. Wieso das Rauchen noch immer so wichtig und es zum Maßstab nehmen? Außerdem war ich als Raucherin bestimmt nicht dauernd bestgelaunt gewesen, ganz im Gegenteil. Ohne zu beschönigen, stellte ich fest: Seit ich nicht mehr rauchte, war ich allgemein besser gestimmt. Morgens fiel es mir leicht aufzustehen, ich war sofort wach und gut gelaunt. Während meiner Arbeitszeit war ich nicht nur gut gelaunt, wenn ich alleine arbeitete.

Angebotene Zigaretten hatte ich früher stets angenommen. Das gebot die Höflichkeit, die Freundlichkeit, das soziale Miteinander. Man raubte blonden Kindern kein Taschengeld, sah oder fuhr nicht schwarz und warf weder bei Freunden noch bei Bekannten Kakteen aus dem

Badezimmerfenster. Eine angebotene Zigarette zu verweigern, bedrohte das Betriebsklima, spaltete es und führte zu Kleinkriegen, die in Bankrotten, Börsenkoliken und Wirtschaftskrisen enden konnten. Man musste ja nicht die Marken rauchen, die einem angeboten wurden, konnte seine eigenen bevorzugen. Dafür hatten RaucherInnen Verständnis. Die ausgeschlagene Einladung, gemeinsam zu rauchen, stieß allerdings auf kein Verständnis. Wenn es auch vordergründig nicht sichtbar war, so bildete die Verweigerung doch die Grundlage für so manche Intrige, Verleumdung, Hetzkampagne. Diesem vorbeugend hatte ich brav mit Ja geantwortet, wenn mich jemand fragte: Rauchen wir eine zusammen? Das Fragezeichen hinter diesem Satz ist eine Farce, denn gefragt wurde dabei nie. Es hieß: Rauchen wir eine zusammen! Jetzt erst stellte ich fest, dass ich jedem x-beliebigen Menschen bei dieser Aufforderung, eine zusammen zu rauchen, ein Recht auf meine Zeit und Gegenwart eingeräumt hatte. Auch Menschen, die mich im Grunde überhaupt nicht interessierten. Menschen, die dies vielleicht einklagten, weil sie sich auf diese Weise eine Art Zigarette danach erschleichen konnten. Sie konnten mir beim Ziehen und Saugen und Blasen zusehen. Ich gab mir völlige Blöße in ihrer Gegenwart. In der Gegenwart von Fremden, die mir widerwärtig waren, mit denen ich nicht mal im Fahrstuhl dieselbe Luft atmen wollen würde, weshalb ich sie anhielte, was mir – als Nichtraucherin – auch länger gelänge. Wie hatte ich dies nur tun können? Ich war erschüttert von mir selbst. Kein Wunder, dass ich früher schlechter gelaunt war.

Vielleicht war ich nun aber auch so gut gelaunt, weil ich mich so gut fühlte, es geschafft zu haben, mit dem Rauchen aufzuhören. Es beflügelte mich ungemein. Oder weil ich besser schlief? Was wusste ich schon über die Geheimnisse der Nacht. Vielleicht träumte ich wunderbar. Vielleicht fühlte ich mich so herrlich, weil es sich in mir drin lichtete. Ich bin auch besser gelaunt, wenn mein Haus geputzt ist.

Meine Mitarbeiterin rauchte weniger als früher. »Es ist mir ganz recht so«, hatte sie gesagt, »ich wollte schon lange reduzieren.«
Sie stellte einen großen, leuchtend orangenen Wecker neben ihren Computer – und wenn wieder eine Stunde vorbei war, öffnete sie das

Fenster und rauchte. Es störte mich nicht, dass sie rauchte. Vor vielen Jahren hatte ich einmal ein Büro mit einer Nichtraucherin geteilt. Ich wertete das als Wink des Schicksals: Nun würde ich weniger rauchen. Die Nichtraucherin würde mich anstecken, mir weniger anzustecken. Auf Dauer hatte es aber nichts geholfen. Denn sobald sie aus dem Zimmer war, rauchte ich. Nutzte die Gelegenheit. Da meine Kollegin zu Inkontinenz neigte – beziehungsweise es vorgab, ich wusste nicht, was sie auf der Toilette trieb –, konnte ich viele Gelegenheiten nutzen, was ich ungefähr so gründlich betrieb, wie wenn ich erkältet war und rauchen musste, um zu wissen, ob es schon wieder ging, ob ich mich auf dem Weg der Besserung befand. Was für ein Aufwand, dachte ich nun und sagte strikt »Nein!«, wenn andere fragten, ob sie in meinem Büro rauchen durften. Es reichte, wenn ich mitzog, wenn meine Mitarbeiterin zog. Auf diese Art und Weise lernte ich so manchen Menschen besser kennen. Es gab solche, die mit einer brennenden Zigarette in fremde Büros, Fahrstühle, Toiletten traten. Und es gab andere, die fragten vorher – ohne eine Antwort abzuwarten.

Rauchen im Alter

Sex im Alter wird endlich enttabuisiert, weil die, die in ihrer Jugend die sexuelle Revolution betrieben, in die Jahre kommen und manche von ihnen kein anderes Lebensthema gefunden haben. Man weiß mittlerweile, dass Sex im Alter möglich ist. Vielleicht mehr bei Frauen denn bei Männern, vielleicht wollen Männer eher, können allerdings nicht, und wenn Frauen nicht wollen, liegt es vielleicht an den Männern, aber dies zu erörtern bedeutete eine Abschweifung, zu der ich nicht ausschweifen sollte.

Sex bei jungen Menschen ist schön. Ist lebendig und impulsiv und leidenschaftlich und wild und romantisch und funktioniert immer. Auch Rauchen bei jungen Menschen ist schön. Junge Menschen haben glatte Haut, und wenn junge Menschen von Plakatwänden lächeln, sind die Zigaretten, die luftig leicht zwischen ihren Fingern stecken, lang. Ganz frisch angezündet. So frisch und glatt wie die jungen Menschen.

Sex bei alten Menschen ist mit Sex nicht zu vergleichen. Es funktioniert nicht mehr so richtig, ist vielleicht anstrengend, tut weh und das Aussehen der Protagonisten turnt nicht unbedingt an. Manche empfinden es als lustig, wenn sie sich ältere Menschen beim Sex vorstellen. Andere empfinden es als lächerlich oder nur Mitleid erregend. Wie diese anderen darüber denken werden, wenn sie selbst in jenem Alter sind, bedenken sie nicht.

Wenn ältere Menschen rauchen, ist das nicht schön und hat ganz bestimmt nichts mit Genuss zu tun. Ältere Menschen, die ihr Leben lang geraucht haben, sehen meistens nicht gesund aus und sind es meistens auch nicht. Also auch nicht sexy. Sie sehen erbärmlich aus. Und alt und krank. Suchtkrank. Ihre Zigaretten heißen eher Kippen und sie rauchen sie bis zum Filter. Manche empfinden es als abstoßend, ältere Menschen husten zu hören, andere fühlen Mitleid. Was sie denken werden, wenn sie selbst in jenem Alter rauchen, bedenken sie nicht.

Mischa

stellt sich jedes Mal, wenn sie Lust auf eine Zigarette hat, vor, wie sie selbst als rauchende alte Frau aussehen würde.

»Ich stehe vor einem Spiegel. Ich bin siebzig oder achtzig, vielleicht bin ich auch erst sechzig, aber ich sehe mindestens aus wie siebzig. Denn ich habe nie zu rauchen aufgehört. Ich habe weiter geraucht. Immer weiter und weiter.«

Mischa sagt, sie schämt sich ein bisschen, wenn sie zum Spiegel rennt, doch sie raucht seit zwei Jahren nicht mehr und ist vom Erfolg ihrer Spiegelung begeistert. Sie hört sich trocken husten und sieht ihre fahlen Augen in dem mit tiefen Falten durchfurchten Gesicht, sieht das magere Gerippe ihres pergamentenen Körpers. Und sieht trotzdem nur die Hülle. Das reicht ihr auch. Wie es innen drin aussieht, will sie gar nicht wissen. Braucht sie auch nicht zu wissen. Denn die Lust auf eine Zigarette ist längst verschwunden.

Während sie am Anfang ihres Nichtraucherinnendaseins den Spiegeltrick recht häufig anwandte, kommt es jetzt nur noch alle paar Wochen mal vor – und ist kein Ritual mehr, sondern nur noch eine Art Gedankenblitz. »Und dann frage ich mich: Will ich so aussehen? Nein, will ich nicht. Aber wenn ich rauche, werde ich so aussehen. Also lasse ich es bleiben. Und das ist im Grunde ganz einfach.«

Im siebten Monat

Sobald ich eine Frau als interessant einstufte, überlegte ich, ob sie raucht. Vor vielen Jahren hatte ich mich mal in einen verheirateten Mann verliebt, und als er seiner Gattin mitteilte, dass er sich verliebt habe, war ihre erste Frage: Raucht sie? Das hatte sie mir sympathisch gemacht, obwohl ich damals kaum ans Aufhören dachte.

Bei einem Fortbildungswochenende fiel mir eine Rothaarige auf. Ich kannte sie von anderen Veranstaltungen. Gesprochen hatte ich nie mit ihr. Eine sehr interessante Frau. Die rauchte bestimmt. Die musste rauchen! So was sah man einfach! Woran? Woran wollte ich es festmachen? Na eben, weil sie interessant aussah. Und rote Haare, eine Hexe! Wer rauchte, war nicht angepasst ... Moment mal – da hörte ich doch die Show – ich hatte gar nicht bemerkt, dass sie sich in mein Gepäck geschlichen hatte! Also: Wer nicht rauchte, war nicht angepasst!

Kurz vor der Mittagspause kippte die Rothaarige ihren Tascheninhalt auf den Boden. Zwei Zigarettenschachteln fielen heraus. Ich hatte also Recht. Klar hatte ich Recht. Und musste damit leben, nicht mehr interessant zu sein.

Mittagspause. Die Rothaarige stürmte nach draußen, zog im Gehen, steckte zwischen die Lippen und zündete direkt hinter der Tür. Ich blieb im Foyer und sah ihr zu. Sie sah aus, als würde sie da eine ziemliche Goldkante vor sich haben. Wahrscheinlich war sie die letzte Stunde über unkonzentriert gewesen, weil sie wusste, was sie bald tun durfte. Gerade der letzte Vortrag war aber am interessantesten gewesen. Nach einer Weile wurde es mir langweilig, der Rothaarigen beim Rauchen zuzusehen. Da kam die Veranstalterin um die Ecke, die ich seit vielen Jahren kenne, und fragte, ob ich Lust hätte, mit ihr zu essen. Wir gingen in ein Lokal, Christine legte ihre Zigaretten auf den Tisch, suchte nach dem Feuerzeug, zog, bot mir eine an, ich schüttelte den Kopf, sie zündete. Nach dem ersten Zug stockte sie, schaute mich an. Prüfend.

»Ich rauche nicht mehr«, sagte ich.

»Das habe ich mir gedacht«, sagte sie.

»Warum?«

»Du siehst anders aus. Deine Ausstrahlung hat sich verändert. Du wirkst heller, lichter, leichter. Ich kann es schwer in Worte fassen. Aber als ich dich heute Morgen sah, wusste ich gleich, dass du aufgehört hast.«

»Aha«, sagte ich staunend. Es gefiel mir, was Christine sagte. Ob eine hell und licht und leicht und trotzdem interessant sein konnte?

»Du hast es wegen ihm getan, oder?«, fragte Christine.

»Wie, wegen ihm?«

»Na, beim letzten Mal hast du mir doch erzählt, dass dieser Musiker, zu dem du immer fliegst, nicht raucht.«

»Stimmt. Leo raucht nicht«, sagte ich eine Prise verärgert. Ich wusste genau, was Christine meinte: Blöde Tussi, bloß weil ihr Typ nicht raucht, hört sie auf. Wahrscheinlich hängt sie auch bald ihren Beruf an den Nagel und spaltet Kissen mit einem akkuraten Schlag den Schädel. Und später kommen die Kinder, das Eigenheim, und wenn sie dann so richtig in der Falle sitzt, wird sie wieder rauchen. Aber dann dachte ich: Na und! Soll ich mich an einem Wettbewerb um das politisch korrekteste, edelste und feministischste Motiv zum Rauchstopp beteiligen? Ich hatte nicht wegen Leo aufgehört, aber dass er nicht rauchte, machte es mir leichter. Das sagte ich Christine, merkte jedoch schnell, dass sie mich nicht verstehen konnte, was mich nicht wunderte. Verstehen können und weiterrauchen ist ungesund für den Selbstwert. Ich fragte Christine nach der Rothaarigen.

»Du meinst Doris? Ich kenne sie schon lang. Leider raucht und trinkt sie zu viel und schafft es nicht, aus ihren bedrückenden Lebensumständen herauszukommen. Wirklich schade. Eigentlich wäre sie sonst eine tolle Frau.«

Der Rhythmus des Rauchens

Als Raucherin hatte ich stets ziemlich genaue Vorstellungen davon, wie ich mich als Nichtraucherin fühlen würde. So konnte ich abwägen: Legst du Wert darauf, besser zu atmen? Legst du Wert darauf, besser zu riechen? Natürlich hatte ich lange Jahre keinen gesteigerten Wert darauf gelegt, sonst hätte ich ja ... Wirklich vorstellen konnte ich mir das Dasein als Nichtraucherin allerdings nicht. Erstens war es etwas so Grauenvolles, dass ich davor zurückschreckte, und zweitens kann man sich von außen nie vorstellen, wie es sich innen drin anfühlt. Wenn ich keine Liebe spüre, ist meine Vorstellung über die Liebe eine hohle.

Vieles von dem, was ich erwartet hatte, als Nichtraucherin zu erfahren, war eingetreten. Das mit dem Riechen halte ich allerdings für ein Gerücht. In das Reich der Düfte bin ich nicht eingetreten – aber vielleicht dauert das noch. Dafür passierte viel Unerwartetes.

Ich hatte mehr Zeit. Und nicht nur mehr Zeit: Ich hatte einen anderen Lebensrhythmus. Einen anderen Beat oder was auch immer. Mein Leben groovte anders. Schneller? Langsamer? Mal so, mal so. Auf jeden Fall: erdiger und der Himmel weit und blau.

Als Nichtraucherin sparte ich eine Menge Zeit. Abgesehen von den Verrichtungen, die zum Rauchen gehören wie Zigaretten kaufen, aufreißen, anstecken, ausdrücken, Aschenbecher und Haus und Zähne putzen und so weiter. Ich sparte vor allem und immer wieder, täglich, oft: Jetzt erst mal eine rauchen. Das Telefonat ist eigentlich beendet, alles Wichtige und vieles Unwichtige gesagt, aber jetzt habe ich mir eine angesteckt, die rauche ich noch, und wenn ich Pech habe und wenn meine Gesprächspartnerin sich eben eine ansteckt, wird sie es zu verhindern wissen, dass ich auflege, ehe sie zu Ende geraucht hat. Dieses Nach-dem-Essen-Sitzenbleiben und rauchen. Dieses Zwischenzwei-Tätigkeiten-eine-rauchen. Dieses permanente Pausieren. Hatte ich je etwas anderes getan als Rauchpausen zu zelebrieren? Klar: Ich arbeitete, wenn ich rauchte. Gut sogar, wie ich mir einbildete. Doch genauso oft hatte ich »bewusst« eine Pause gemacht und war mir auch noch aktiv dabei vorgekommen. Pause. Brav. Arbeitsschutzgesetz. Vorbeugemaßnahme gegen Herzinfarkt. Diese Pausen waren nun weggefallen. Ich arbeitete deswegen nicht mehr. Ich gefährdete mich nicht mehr. Ich würde sagen: Ich arbeitete konzentrierter. Ich weiß nicht, ob die Pausen wirkliche Pausen oder eher Zwangspausen waren. Sie prägten meinen Rhythmus. Und nun brauchte ich nicht dauernd eine Pause, die mich in dem, was ich tat, unterbrach. Ich konnte in einem Fluss zu Ende bringen, was ich angefangen hatte, und pausierte, so lange ich wollte und so aufrichtig ich wollte. Ich ließ mich nicht mehr stören von meinem Zwang, rauchen zu müssen. Also stahl ich mir keine Pausen. Ich bestimmte, wann ich pausierte, nicht »es«.

Bei meiner sitzenden Tätigkeit, bei der ich mir niemals die Hände dreckig mache, konnte ich immer rauchen. Wäre ich eine Handwerkerin, hätte ich vor dem Rauchen Hände waschen müssen. Ich hätte gar nicht nebenbei rauchen können. Ist doch wunderbar! Doch als ich HandwerkerInnen befragte, die früher geraucht hatten, erzählten sie mir vom Rhythmus. Vom Fluss einer Arbeit. Und von der Störung, die das Rauchen mit sich bringe, und den Gefahren, die es berge, wenn man aus dem Fluss gerissen würde. »Arbeiten ohne Rauchen ist schöner. Ästhetischer«, sagte mir eine Schreinerin. »Und außerdem werde ich schneller fertig und fühle mich wohler. Es geht mir besser ohne Rauchpausen. Denn richtige Pausen waren das gar nicht. Es waren Zwangspausen.«

Ich hatte mir nun den Mut erobert, Pausen auszuhalten, ohne zu rauchen. Auch eine Leere auszuhalten. Ich konnte sie mit mir selbst füllen, brauchte keine Luft mehr in sie zu blasen. Und ich hatte mir den Mut erobert, das zigarettenlange Warten einzustellen. Wie oft habe ich gesagt: Rauchen wir noch eine und dann. Wie oft habe ich mir dies von anderen aufzwingen lassen. Zu warten, bis sie geraucht hatten – und natürlich rauchte ich mit – und dann. Dann geht es so richtig los. Nur die noch. Lass uns noch eine rauchen. Eine noch. Das Leben verschoben um Zigarettenlängen. Nein, dazu gehörte ich nicht mehr. Ich wollte keinen Aufschub. Ich wollte jetzt und gleich und ganz und total: pur.

Nikolaus

An einem ziemlich schönen Sommerabend ging Nikolaus mit seinem Hund Nando die übliche Runde. Am Fluß entlang, um den kleinen Wasserfall und wieder zurück. Beim Heimweg blieb er normalerweise an der gespaltenen Buche stehen, setzte sich dort auf einen Baumstamm und rauchte. So machte er es seit Jahren und er schaffte es oft, den Sonnenuntergang zu sehen, der an dieser Stelle besonders eindrucksvoll war. Meistens lief Nando voraus und wartete an der Buche auf ihn. Diesmal nicht. Der Hund kam zurück und lief neben ihm her. An der nächsten Biegung sah Nikolaus, warum: Da saß ein Mann. Ein fremder Mann saß neben seiner Buche auf seinem Stammplatz und zündete sich eine Zigarette an. Das war der Gipfel! Das war so unvorstellbar, dass Nikolaus nicht wusste, was er tun sollte – und so richtig wütend machte es ihn, dass es nichts zu tun gab. Natürlich konnte sich jeder auf diesen Baumstamm setzen, wann er wollte. Trotzdem! Es war seiner. Es war sein Platz und dieser Typ da rauchte auf seinem Platz seine Zigarette und sah seinen Sonnenuntergang. Nikolaus verlangsamte seinen Schritt. Er hatte kein Ziel mehr. Der fremde Mann lehnte sich zurück, inhalierte, blies den Rauch aus und schaute zu, wie die Sonne im Fluss versank. Da plötzlich verstand Nikolaus etwas. Wenn er es später erzählen wollte, endete er immer mit einem: »Ich kann es nicht erklären.« Was er erklärte, war dies: »Ich sah den Mann dort sitzen. Er saß dort, wie ich so oft dort gesessen war. Er rauchte eine Zigarette und die Sonne ging unter. Wenn er diese Zigarette nicht geraucht hätte, wäre die Sonne nicht untergegangen. Er hätte sich vielleicht nicht mal dort hingesetzt. Er war nicht da, um den Sonnenuntergang zu sehen, sondern um zu rauchen. So wie ich. All die Jahre war ich dort gesessen und hatte geraucht. Der Sonnenuntergang war nicht wichtig, er war ein bedeutungsloses Werbegeschenk obendrauf – entscheidend war meine Zigarette! Und ich wollte verdammt noch mal einen Sonnenuntergang als das sehen, was er ist. Ich wollte keine Zigarette mehr brauchen, um einen Sonnenuntergang genießen zu können.«

Seit diesem Abend vor acht Jahren raucht Nikolaus nicht mehr. Nando blieb nie wieder an der Buche stehen, schon am nächsten Abend nicht mehr – obwohl Nikolaus' Stammplatz frei war.

Im achten Monat

Mittlerweile dachte ich ganze Tage nicht ans Rauchen. Wenn es mir einfiel, dann abends. Niemals tagsüber, auch nicht, wenn andere vor meiner Nase rauchten; dies hatte mich von Anfang an selten animiert. Ich hatte keine Angst, einem Gelüst nicht widerstehen zu können. Ich kannte die Tricks der Einflüsterstimmen, die ab und zu auftauchten. Aber wie leise, wie dünn waren sie geworden. Fast Mitleid erregend. Und wenn mal eine lautere dabei war, brauchte ich nur über diese eine Zigarette, auf die ich im Moment Lust hatte, hinauszudenken: Jetzt hatte ich Lust auf eine. Wenn ich der nachgab, würde ich morgen auch eine wollen. Und auf die, das wusste ich heute schon, und zwar mit absoluter Bestimmtheit, hatte ich keine Lust. Die wäre nicht Freude, sondern Qual. Genügte mir diese Vorstellung nicht, überlegte ich, wie ich mich fühlen würde, wenn ich wieder anfinge. Nach all dem, was ich geschafft hatte. Und es wurde ja besser. Wurde immer freier. Weil ich vergaß, ans Rauchen zu denken. Und nicht nur mein Geist vergaß. Nach fünf Jahren Abstinenz würde ich mein erhöhtes Risiko, an Krebs zu erkranken, bereits halbiert und nach fünfzehn Jahren würde mein Körper fast vergessen haben, dass ich ihn einmal mit Vorsatz und höchster Beharrlichkeit Tag für Tag aufs Neue vergiftet hatte.

154

»Wir sind kein Problem mehr für uns«, sagte Tomma, »die anderen sind das Problem! Weißt du eigentlich, was Raucher uns antun?«

»Was denn?«, fragte ich entnervt, denn seit Tomma nicht mehr rauchte, kannte sie nur noch ein Thema: rauchen. Nicht, dass sie jemals irgendeine auch nur klitzekleine Entzugserscheinung gehabt hätte. Dafür hatte sie ein Feindbild: Raucher und Raucherinnen, egal welcher Konfession und Konfektion.

»Seit 1998«, begann Tomma in einem Tonfall, der mir den Eindruck vermittelte, Analphabetin zu sein, »wird Passivrauchen in Deutschland wegen seines Krebsrisikos in die gleiche Gefährdungsklasse wie das Einatmen von Asbestfasern und Benzoldämpfen eingeordnet.«

»Schön hast du das auswendig gelernt«, erwiderte ich gespielt gleichgültig. Doch es interessierte mich. Ein wenig. Im Prinzip hatte sich meine Meinung über Statistiken und Untersuchungen zum Thema Nikotin nicht geändert, seit ich mich von der Raucherin zur Nichtraucherin gewandelt hatte. Es verging keine Woche, in der ich nicht irgendeine Statistik oder Studie in der Zeitung fand. Meistens auf Seite eins, immer höchstens sieben Zeilen und sehr schmal, irgendwo am Rand, rechts unten oder links unten.

»Passivrauchen ist hundertmal so gefährlich wie zum Beispiel Asbest in Räumen. Ehefrauen von starken Rauchern zeigen ein dreifach gesteigertes Lungenkrebsrisiko«, fuhr Tomma empört fort und schaute mich Beifall heischend an.

»Meine Rede! Heiraten macht krank.«

»Das Problem für uns ist«, dozierte Tomma, »dass die Raucher ja nur ein Viertel des Rauchs einer Zigarette bei sich behalten, also einatmen. Drei Viertel aber lassen sie in der Luft stehen. Und die atmen wir ein. Verstehst du! Drei Viertel!«

»Jetzt mach aber mal 'nen Punkt, Tomma! Wir haben doch selbst geraucht!«

»Ich habe bestimmt nicht drei Viertel in der Luft stehen lassen!«

»Natürlich nicht. Aber vielleicht die Hälfte?«

»Allein die Kosten! Was uns die Raucher kosten!«

»Das zahlen sie auch brav wieder ein. Mit der Tabaksteuer. Und damit, dass sie früher sterben, gleichen sie sowieso alles aus.«

»Aber vorher sind sie krank und liegen uns auf der Tasche!«

»Hast du dir mal ausgerechnet, wie asozial du dich deinen Mitbürgerinnen und -bürgern gegenüber verhältst, seit du nicht mehr rauchst?«, fragte ich. »Die Tabaksteuer ist nach der Mineralölsteuer die ertragreichste Verbrauchssteuer! Unser Staat kann so nur existieren, wenn so viele Menschen wie möglich rauchen! Wenn alle das täten, was wir getan haben, stünde er knapp vor der Bankrotterklärung! Es würden ja auch alle viel länger leben. Was glaubst du, wie lange die Rentenkassen das aushalten würden? Lungenkrebs des Systems. Exitus.«

»Bitte hör auf, mit Zahlen zu operieren. Es endet in einer Katastrophe, wenn du zu rechnen versuchst!«

»Ich habe eine Idee! Wenn alle RaucherInnen mit dem Rauchen aufhören würden und dabei von den NichtraucherInnen unterstützt würden, indem die einen Solidaritätsbeitrag zahlen.«

»Noch einen?«, prustete Tomma.

»Stell dir vor: Jede/r Bürger/in kauft pro Woche so und so viele Schachteln Zigaretten und wirft sie weg. So geht kein Arbeitsplatz verloren – weder bei der Herstellung noch beim Vertrieb oder Verkauf, es werden sogar neue geschaffen: ZigarettensondermülltonnenherstellerInnen, ZigarettensondermülltonnenfahrzeugfahrerInnen, ZigarettenentsorgerInnen, ZigarettendeponienwächterInnen, Zigarettenverbrennungsanlagenpersonal, ZigarettensäurebadbetreuerInnen und was weiß ich – und die Tabaksteuer bleibt nicht nur erhalten, es kommen sogar neue Einnahmen hinzu«, rief ich: »Und das Allerbeste: Kein Mensch vergiftet sich!«

»Ich glaube, jetzt spinnst du komplett«, sagte Tomma.

»Wie ähnlich wir uns doch sind!«

Laura

hat sich zur Nichtraucherin meditiert. Sie begann im Sommer. Jeden Morgen nach dem Aufstehen ging sie in die Natur. Egal bei welchem Wetter. Bei Sonnenschein legte sie sich ins Gras, bei Regen stand sie unter einem Baum. Sie atmete ruhig und tief. Und sie stellte sich vor, wie die Luft, die sie einatmete, ihren Körper durchdrang. Von außen nach innen, überallhin. Klare, saubere, frische Luft. Und sie visualisierte den Atemstrom. Er durchwellte sie sanft und wogend. Und dann bedankte sie sich bei allem, was sie spüren konnte. Danke, Herz, dass du schlägst. Danke, Lunge, dass du atmest und dich dehnst und weitest. Dadurch schloss sie Freundschaft mit ihrem Innersten. Verbündete sich mit ihrem Körper gegen ihre Sucht. Wurde so stark, dass es sie keine Mühe kostete, den schwarzen Feind Teer draußen zu lassen.

Den Sommer hindurch meditierte sie jeden Tag, im Herbst nur noch, wenn sie glaubte, es wäre nötig, und im Winter war es nicht mehr nötig. Sie behielt diese Gewohnheit trotzdem bei und bedankt sich noch immer von Zeit zu Zeit. Danach fühlt sie sich stark und geborgen und gereinigt.

Laura raucht seit fünf Jahren nicht mehr.

Im neunten Monat

Ich war viel unterwegs. Von einer Stadt in die nächste. Überall Termine und viel reden müssen und in verrauchten Kneipen sitzen und morgens am Buffet in Hotels der Geruch von Zigarettenrauch. Manchmal erreichte ich einen Zug gerade noch. Ich setzte mich wie früher ins Nichtraucherabteil. Aber ich stand nicht auf von Zeit zu Zeit, mich auf die Suche nach einem Raucherwaggon zu begeben, in dem es genügt hätte, ohne eigene Zigarette vorsichtig durchzuatmen. Ich interessierte mich nicht mehr prophylaktisch dafür, wo sich der Speisewagen befand und ob Rauchen dort gestattet war. Früher hatte ich das wissen müssen, denn dort wurde ich gespeist. Hunderte von Kilometern fuhr ich Zug und es machte mich nicht melancholisch ... weil ich nicht rauchte?

Hunderte von Kilometern fuhr ich mit meinem Auto und hörte Musik und brauchte keine Zigaretten, um die Fahrt zu genießen, auch nicht, wenn die Zeit drängte und ich im Stau stand, auch nicht, wenn ich den Stadtplan mit dem markierten Zielort versehentlich weggeworfen hatte. Ich war viel entspannter ... weil ich nicht mehr rauchte?

Ich besuchte eine Tagung, die ich schon oft besucht hatte und vor der mir, obwohl sie hochinteressant war, stets gegraut hatte. Zu viele Informationen, zu viele Menschen, zu viele Anregungen. Abends fiel ich in mein Bett und morgens fühlte ich mich so schwer und nach drei Tagen rauchte mir der Kopf. Diesmal rauchte mir nichts. Ich kam mir selbst suspekt vor, denn ich war nicht angestrengt, war gut gelaunt und heiter und nachts noch zu allerhand imstande, ohne deswegen morgens angeschlagen zu sein ... weil ich nicht mehr rauchte?

In einem kleinen Donaustädtchen in Österreich hatte ich ein sehr schönes Hotel, leider hatte mein Zimmer kein Fenster, dafür war das historische Gebäude stilecht restauriert. Ich konnte es mir leisten, mit den Schultern zu zucken. Ich musste nicht rauchen, also konnte ich mal wie bei geschlossenem Fenster schlafen und würde mich am nächsten Morgen nicht fühlen, als hätte ich die Nacht über in einem Aschenbecher gearbeitet. Ich brauchte auch nicht noch schnell vors Haus zu gehen, um eine Gutenachtzigarette zu rauchen oder durch das Hotel zu spuken, um irgendwo ein Fenster zu finden, aus dem ich hinausrauchen könnte. Ich konnte einfach ins Bett gehen ... weil ich nicht mehr rauchte?

Überhaupt: Ich musste viel weniger tun. Ich musste nicht dauernd Pfefferminzbonbons und -kaugummis essen und fragen: Darf man hier rauchen? Ich sagte »man«, weil das nicht ganz so peinlich war, weil ich dadurch zu mehreren gehörte, eine Gruppe schützend um mich hatte und nicht so hilflos schien. Wenn es man erlaubt war, war es von irgendwo oben erlaubt und ich war auf der sicheren Seite, eine brave Bürgerin und rechtschaffen und alles war in Ordnung. Ich konnte im Zug sitzen bleiben und lesen ohne Unterbrechung, weil ich nicht rauchen musste. Ich brauchte NichtraucherInnen nicht in die Verlegenheit zu bringen, mir bei ihnen zu Hause das Rauchen erlauben oder mich bitten zu müssen, es sein zu lassen. Ich brauchte interessante Veranstaltungen nicht vor dem Ende zu verlassen, weil ich unkonzentriert wurde, da ich eine Stange benötigte. Das faszinierte mich am allermeisten. Wo ich doch immer geglaubt hatte, Rauchen würde meine Konzentration steigern. Das stimmte gar nicht! Ich konnte mich besser konzentrieren ohne. Natürlich erst jetzt, nach einigen Monaten, aber was waren schon einige Monate gegen die Jahrzehnte, die ich geraucht hatte. Nur in der ersten Zeit ohne Zigaretten hatte ich mich lediglich lückenhaft konzentrieren können, ich hatte sehr viel an Zigaretten gedacht. Doch diese Zeiten waren vorüber. Ich hatte mich an mein neues Leben gewöhnt. Hatte mich entliebt. Konnte mir gar nicht mehr vorstellen, mein Leben noch einmal mit meiner alten Liebe zu teilen. Denn ich hatte endlich begriffen: Sie brachte mich nicht weiter, förderte mich nicht, schadete mir nur. Wie es zuweilen geschieht mit der Liebe, wenn man selbst nicht in sich gefestigt ist und Halt sucht im Außen: da macht sie blind und taub und stumpf.

Ich achtete nicht mehr darauf, wie viele RaucherInnen um mich waren, beobachtete sie auch nicht mehr, es war mir einfach egal. Manchmal sah ich etwas, das gefiel mir nicht, so der Mann, der gleichzeitig rauchte und aß, aber er hätte mir auch als Raucherin nicht gefallen.

Manche Nacht schlief ich sehr wenig, einmal nur drei Stunden und morgens beim Aufwachen war ich überzeugt: Dies wird ein fürchterlicher Tag. Mein Flugzeug ging um sieben Uhr früh, ich musste um vier aufstehen, um gegen sechs am Flughafen zu sein. Aber ich war gar nicht müde. Ich war fit und fühlte mich gut. Am Flughafen roch es nach Kaffee und Zigaretten. Obwohl ich um diese Uhrzeit nie geraucht hatte, dachte ich: Vielleicht hättest du es jetzt getan. Was sollte man sonst schon tun um sechs Uhr morgens am Flughafen. Und dann hätte ich weiter geraucht, den ganzen Tag über bis in die Nacht hinein – kein Wunder, dass ich mich da angestrengt und erschöpft gefühlt hätte. Ich war leichter und leistungsfähiger ... weil ich nicht mehr rauchte.

Ich bin frei

Sonntagabend, die Nacht war lau, ging ich zu meinem Wagen, den ich in der Altstadt geparkt hatte. Springbrunnen. Romantisch anmutende Häuschen, enge Gassen. Überall bunte Blumen und eine betörend durchtränkte Luft. Ich setzte mich an den futuristisch beleuchteten Stadtbrunnen, streifte die Sandalen ab und plantschte mit den Füßen im Wasser. Über mir der Mond. So voll und rund und hell. Ich zündete mir keine Zigarette an. Ich konnte einfach so am Brunnen sitzen mit den Füßen im Wasser und dem Mond am Himmel mitten in der Nacht in der Fremde – ohne zu rauchen. Ich konnte da sein. Einfach so. Brauchte nichts zwischen die Welt und mich zu schieben. Ich bin frei, dachte ich. Sagte ich. Und dann lachte ich und lachte und konnte fast nicht mehr aufhören, bis ich vom Brunnenrand ins Gras kippte und mich prustend wälzte, den vollen runden Mond im Gesicht. Ich war neu geboren. Neu geboren als Nichtraucherin.